Clemens Becker · Ulrich Lindemann
Ulrich Rißmann · Andrea Warnke

Sturzprophylaxe

Sturzgefährdung und Sturzverhütung in Heimen

VINCENTZ NETWORK

Bibliografische Information der Deutschen Bibliothek

Die Deutsche Bibliothek verzeichnet diese Publikation in der Deutschen Nationalbibliografie; detaillierte bibliografische Daten sind im Internet über <http://dnb.ddb.de> abrufbar.

Sämtliche Angaben und Darstellungen in diesem Buch entsprechen dem aktuellen Stand des Wissens und sind bestmöglichst aufbereitet.

Der Verlag und die Autoren können jedoch trotzdem keine Haftung für Schäden übernehmen, die im Zusammenhang mit Inhalten dieses Buches entstehen.

Sonderauflage im Auftrag der AOK Bayern - Die Gesundheitskasse.

VINCENTZ.NET Besuchen Sie uns im Internet: www.vincentz.net

Druck: BWH GmbH Medien Kommunikation
Foto Umschlag: zefa visual media, Hamburg

ISBN 3-87870-131-4

Clemens Becker · Ulrich Lindemann
Ulrich Rißmann · Andrea Warnke

Sturzprophylaxe

Sturzgefährdung und Sturzverhütung in Heimen

Dr. Clemens Becker

Clemens Becker studierte 1975 – 1982 Medizin in Frankfurt und Gießen. Nach Facharztausbildung (Promotion 1995) und langjähriger fachärztlicher Tätigkeit wurde er 2003 Chefarzt in der Klinik für Geriatrische Rehabilitation des Robert-Bosch-Krankenhauses GmbH, Stuttgart.

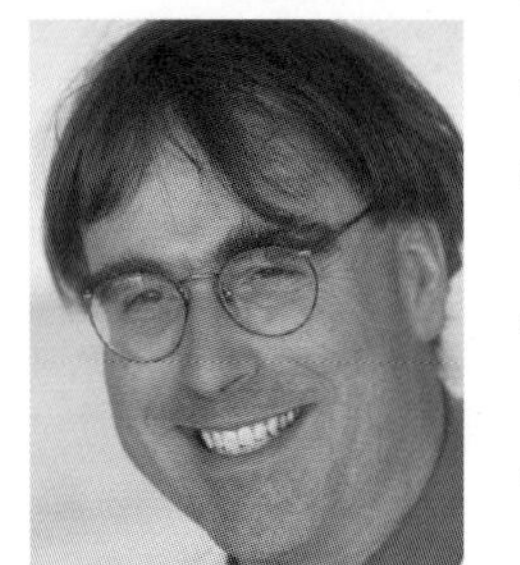

Weitere Aktivitäten:

» Mitglied der Expertengruppe der Europäischen Kommission zum Thema »Sturzprävention und posturale Kontrolle«

» Stellvertretender Vorsitzender der Arbeitsgruppe »Ambulante Geriatrie« der Deutschen Gesellschaft für Geriatrie, seit 1999

» Berater der Bundesanstalt für Unfallverhütung der Schweiz, seit 2000

» Mitglied der Europäischen Akademie für Medizin des Alterns (EAMA), seit 1998

» Nationaler Koordinator des Hüftprojektes: SAHFE (Standardized Audit for Hip Fractures in Europe), gefördert durch die Europäische Kommission (Biomed-II-Programm), 1996 – 1999

» Berater der AOK Hauptverwaltung Baden-Württemberg, Modellprojekt »Sturzprävention«, seit 2001

» Mitglied der kommunalen »Arbeitsgruppe zur Altenhilfeplanung«, seit 1996

» Leiter der Geschäftsstelle des Geriatrischen Zentrums Ulm/Alb-Donau, 1996 – 2003

Projekte:

» Verminderung von Stürzen und sturzbedingten Verletzungen bei Alten- und Pflegeheimbewohnern

» Prevention of Falls Network Europe (PROFANE)

» Mobilitätsverbesserung bei zu Hause lebenden hilfs- und pflegebedürftigen Älteren

» Verhinderung der Gewaltanwendung in Pflegeheimen

» Training von Demenzkranken

Dr. Ulrich Lindemann

Dr. Ulrich Lindemann studierte von 1985 bis 1989 an der Deutschen Sporthochschule in Köln mit Abschluss als Diplom Sportlehrer. Danach war er als Sporttherapeut in der neurologischen und orthopädischen Rehabilitation tätig.

Von 1998 bis 2003 arbeitete er im Forschungsteam des Geriatrischen Zentrums in Ulm. Hier war er im Rahmen verschiedener Projekte zur Sturzprävention bei Älteren für die Gestaltung der Trainingsprogramme zuständig. Er promovierte 2004 an der Universität Ulm über Trainingsinterventionen in Pflegeheimen. Seit 2004 arbeitet er im Robert-Bosch-Krankenhaus in Stuttgart. Seine Forschungsschwerpunkte sind die Sturzprävention bei Älteren und biomechanische Untersuchungen der körperlichen Leistungsfähigkeit.

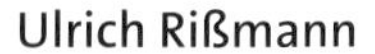

Ulrich Rißmann

Ulrich Rißmann arbeitete nach seiner Ausbildung als Krankenpfleger in mehreren Kliniken in der Schweiz und in Deutschland. Nach seinem Studium an der Katholischen Fachhochschule Freiburg und dem Abschluss als dipl. Pflegewirt (FH) wechselte er zu einem großen Träger in der Altenhilfe, wo er neben der Projektarbeit auch die Fort- und Weiterbildung leitete.

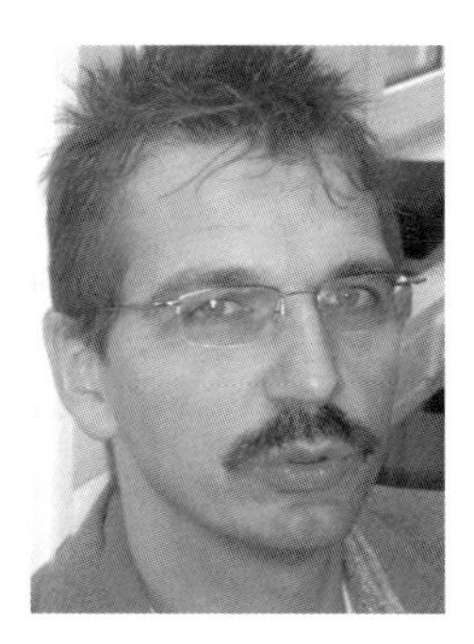

Von 2001 bis 2005 arbeitete er im Geriatrischen Zentrum Ulm mit den Schwerpunkten der Sturzprävention im ambulanten und stationären Bereich. Ab Herbst 2004 war er an der Erstellung des nationalen Expertenstandards Sturzprävention beteiligt. Seit 2005 arbeitet er im Robert-Bosch-Krankenhaus Stuttgart mit den Arbeitsschwerpunkten Sturzprävention und Vermeidung von Fixierungen bei Bewohnern in Pflegeheimen.

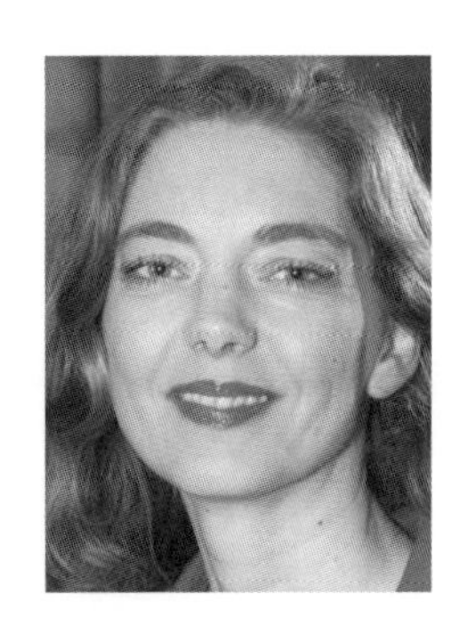

Dr. phil. Andrea Warnke

Absolventin des Studiengangs Lehramt Oberstufe – Berufliche Schulen, Gesundheit, Pädagogik und Soziologie an der Universität Hamburg; Arzthelferin.

Bis Herbst 2003 wissenschaftliche Mitarbeiterin und Dozentin an der Universität Hamburg, Fachwissenschaft Gesundheit. Freiberufliche Tätigkeit in gesundheitswissenschaftlichen Projekten verschiedener Institutionen. Derzeit wissenschaftliche Leitung des Bereiches Sturz- und Frakturprävention in dem Unternehmen Rölke Pharma, Hamburg.

Wissenschaftliche Schwerpunkte: Prävention und Gesundheitsförderung, Sturz- und Frakturprävention, Patienten-/Verbraucherinformation, Methoden der Evidenz-basierten Gesundheitsversorgung, Lebensqualitätsforschung.

Inhalt

Basiswissen Sturz und Sturzrisiko

Einführung

Dieses Handbuch ist das Resultat eines mehrjährigen Modellvorhabens, das sich erfolgreich darum bemüht hat, die Zahl der Stürze und sturzbedingter Verletzungen in Alten- und Pflegeheimen zu reduzieren. Die Verfasser haben in den letzten Jahren mehr als 300 Einrichtungen der stationären Altenpflege zum Thema Sturzprävention beraten.

Das Hauptanliegen des Handbuches ist es, die Benutzer zu unterstützen, ein Programm zur Sturzprävention in einem Heim aufzubauen. Außerdem geht es darum, neue Mitarbeiter zu schulen und vorhandene Mitarbeiter zu motivieren, Bewohner und ihre Angehörigen über die Möglichkeit der Sturzprävention zu informieren, die Umgebung auf Sturzrisiken zu überprüfen und eine partnerschaftliche Beziehung zu den Hausärzten zu etablieren.

Weiter hoffen wir, dass das Handbuch dazu beiträgt, in der Alten- und Krankenpflegeausbildung das Thema Sturzprävention zu verankern und dass die Darstellung den Unterrichtskräften bzw. den Auszubildenden als Lehranleitung dienen kann.

Definition eines Sturzes

Unbeabsichtigt auf den Boden oder einer tiefer gelegenen Ebene zum Liegen oder Sitzen kommen. Dabei werden auch Stürze mit Bewusstseinsverlust oder fraglichem Bewusstseinsverlust berücksichtigt. Dies entspricht den Empfehlungen des nationalen Expertenstandards.

Sturzhäufigkeit

Mehr als jeder zweite Heimbewohner erleidet gegenwärtig einen Sturz pro Jahr. Mehr als 20% der Heimbewohner stürzen mehr als dreimal pro Jahr. Das folgenschwerste Ereignis nach einem Sturz ist ein Knochenbruch, vor allem die Hüftfraktur. Bis zu 5% der Stürze in Heimen führen zu einer Fraktur, bis zu 20% der Stürze müssen medizinisch weiter abgeklärt werden. Insgesamt werden in Deutschland im Jahr mehr als 25.000 Heimbewohner nach Hüftfrakturen behandelt. Hierzu kommt nochmals die gleiche Anzahl von Knochenbrüchen anderer Lokalisation. Insbesondere Hüftbrüche sind mit einer Steigerung der Sterblichkeit, langen Krankenhausaufenthalten, Schmerzen und zunehmender Behinderung verbunden. Stürze führen häufig zu einem Verlust des Selbstvertrauens und häufig resultiert daraus ein Teufelskreis aus Rückzug und weiter zunehmender Immobilität. Die hieraus resultierende Inaktivität vermindert auch die Lebensqualität.

Viele Stürze sind verhinderbar. Es ist von großer Bedeutung, dass seitens der Bewohner, des Personals und der Leitung der Einrichtung erkannt wird, dass Stürze sich häufig nicht schicksalhaft ereignen, sondern verhinderbar sind. Dies stellt gegenüber der Vergangenheit eine andere Grundlage des Planens und Handelns dar. Dieses Handbuch stellt die wichtigsten Bausteine zusammen, die nötig sind, um ein erfolgreiches Programm in ihrer Einrichtung umzusetzen. Auch wenn Sie nicht alle Elemente bei sich verwirklichen können, werden Sie deutliche Erfolge erreichen. Die wichtigsten Gebiete sind die Durchführung von Bewegungsprogrammen, eine Umgebungsanpassung, eine Beachtung von Sehstörungen, sicheres Schuhwerk und der sinnvolle Einsatz von Medikamenten.

Kosten

Stürze verursachen hohe Kosten. Die Operation einer Oberschenkelhalsfraktur kostet etwa 5000 Euro. Die Rehabilitation nochmals 5000 Euro oder mehr. Allein für die Behandlung von Stürzen von Heimbewohnern werden im Jahr in Deutschland mehr als 500 Millionen Euro ausgegeben.

Für Frakturen anderer Lokalisation sind die operativen Ausgaben niedriger. Die resultierenden Pflege- und Therapiekosten aber vergleichbar. Die erhöhte Pflegebedürftigkeit nach Stürzen ohne Frakturen ist weniger gut dokumentiert, ist aber nicht zu vernachlässigen.

Behandlungsplanung und Risikoerkennung

Pflegeplanung und Pflegeprozess

Durch die Aufteilung der Pflegeplanung in verschiedene Schritte können die Probleme und Ressourcen von Bewohnern identifiziert werden, um dann erfolgreich handeln zu können.

Der Pflegeprozess kann folgendermaßen dargestellt werden:

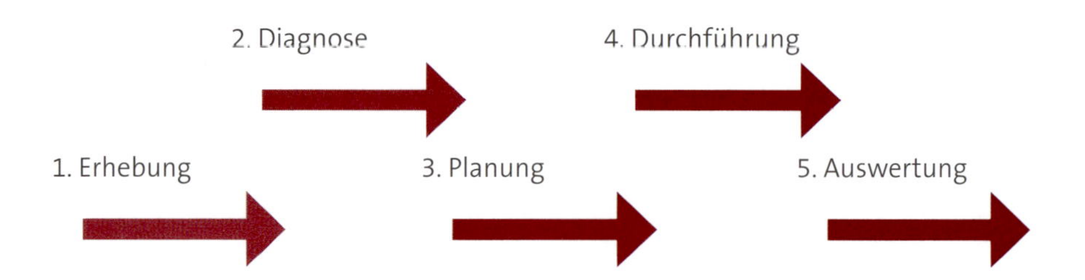

Der erste Schritt des Pflegeprozesses und damit die Basis der Pflegeplanung ist die Erhebung der Bewohnerdaten. Dies beinhaltet die Erfassung von Problemen und Möglichkeiten ebenso wie das Erkennen des sozialen und räumlichen Umfelds. Eine Pflegeplanung kann nur so gut sein, wie die vorher gesammelten Daten.

Möglichkeiten der Datenerhebung

Die wichtigsten Grundlagen der Pflegeplanung werden im direkten Gespräch und aus der Beobachtung des Bewohners gewonnen. Weitere Informationen sind aus den medizinischen Behandlungsunterlagen verfügbar, der Hausarzt und die Angehörigen ergänzen wichtige Informationen.

Falls möglich, kann eine einfache Testung (Assessment) weitere Informationen zum physischen Zustand des Patienten geben. Hierbei wird die Fähigkeit vom Stuhl aufzustehen überprüft, das Gehtempo und die Standfähigkeit ergänzen diese Informationen. Üblicherweise werden diese Testverfahren von Physiotherapeuten und Ärzten angewandt. Grundsätzlich sind sie aber leicht erlernbar und auch von der Pflege angemessen durchführbar. Die drei Tests sind nachfolgend beschrieben.

Risikoindikatoren der Sturzgefahr

Um die Notwendigkeit und Dringlichkeit von geplanten Pflegemaßnahmen zur Vermeidung von Stürzen festzustellen, sollte zunächst die Sturzgefährdung des Bewohners eingeschätzt werden. Hierzu sind einige Bereiche besonders wichtig:

» Motorische Fähigkeiten: Ist der Bewohner fähig, alleine aufzustehen und ohne personelle Hilfe zu gehen?

» Sturzvorgeschichte: Ist der Bewohner in den letzten Monaten gestürzt? Ist der Bewohner möglicherweise sogar mehrfach gestürzt und was waren die mutmaßlichen Gründe?

» Kognitive Leistung: Bestehen erhebliche Orientierungsstörungen? Hat der Bewohner große Schwierigkeiten, sich zu konzentrieren?

» Sehfähigkeit: Bestehen deutliche Einschränkungen der Sehfähigkeit?

» Inkontinenz und Nykturie: Besteht eine Urindranginkontinenz? Muss der Bewohner mehrfach (mehr als zwei Mal) nachts auf die Toilette gehen und sollte dabei von einem Mitarbeiter begleitet werden?

Ermittlung der Sturzgefährdung

Aus den oben erhobenen Daten lässt sich ein Rückschluss auf das Sturzrisiko ableiten. Die Unterscheidung nach der Transferfähigkeit ist wichtig, da sie konkrete Auswirkungen auf die Art der Pflegemaßnahmen hat. Es ist offensichtlich, dass für diese Bewohner eher passive Präventionsmaßnahmen im Vordergrund stehen.

Die Sturzvorgeschichte eines Bewohner hat eine sehr hohe Vorhersagekraft für zukünftige Stürze. Ist ein Bewohner im letzten halben Jahr gestürzt, so ist auf jeden Fall eine aktuelle Sturzgefährdung zu vermuten und es sind Pflegemaßnahmen einzuplanen.

Die Erhaltung der Kontinenz stellt für die meisten Bewohner ein wesentliches Merkmal ihrer Lebensqualität dar. Um zur Toilette zu gelangen, ist ein Mindestmaß an Mobilität nötig. Speziell bei der Dranginkontinenz führt der plötzliche Harndrang dazu, dass die Konzentration auf das Halten des Urins und nicht auf der sicheren Bewältigung des Weges zur Toilette gerichtet ist.

Eine eingeschränkte Sehfähigkeit, speziell bei nicht gut ausgeleuchteten Räumen, führt häufig zum Übersehen von Hindernissen bzw. zu einem unsicheren Gehverhalten.

Eine Einschränkung der Aufmerksamkeit, z.B. bei Demenzkranken, führt zu einem erhöhten Sturzrisiko.

Pflegediagnose und Maßnahmenplanung

Besteht eine positive Sturzanamnese, kann bereits die Pflegediagnose »erhöhtes Sturzrisiko« gestellt werden. Bei negativer Sturzhistorie sind die Punkte Dranginkontinenz bei selbständigem Toilettengang, Sehfähigkeit und Kurzzeitgedächtnis wichtig. Trifft nur einer dieser Faktoren zu, ist ein Risiko vorhanden, treffen alle drei zu, ist ein sehr hohes Sturzrisiko gegeben.

Bei sturzgefährdeten Menschen kommen eine ganze Reihe von Maßnahmen zur Verhinderung von Stürzen in Frage. Welche der jeweiligen Maßnahmen für welchen Menschen die richtige ist, muss individuell entschieden werden.

Sturzprävention – Wer macht was?

Die Rolle des Arztes ist die krankheitsbezogene **Abklärung** der Sturzgefährdung, insbesondere hinsichtlich der medikamentösen Therapie. Speziell gilt dies für die Psychopharmakaverordnung, die Erkennung und Behandlung orthostatischer Kreislaufbeschwerden und die Entscheidung über die Behandlung einer Osteoporose (Gabe von Vitamin D und Calcium).

Die Rolle der Pflege ist die Erkennung der Sturzgefährdung der Bewohner und die Einleitung pflegerischer Maßnahmen (Hüftprotektoren, Schuhwerk, Anpassung der Sitzhöhen, Tragen rutschhemmender Socken, Unterstützung beim Transfer und Gang). Daneben ist es die Aufgabe der Pflege, eine Sturz- und Verletzungsdokumentation durchzuführen.

Die Rolle des Einrichtungsleiters ist die Erkennung institutionsspezifischer Probleme und die Planung sturzpräventiver Maßnahmen, die finanzielle Aufwendungen erforderlich machen. Hierzu gehören z.B. Veränderungen der Beleuchtung und das Anbringen von Haltegriffen. Daneben obliegt es den Heimleitern, qualitätssichernde Maßnahmen im Sinne eines kontinuierlich qualitätsverbessernden Prozesses zu verankern.

Die Aufgabe der Physiotherapie ist die Untersuchung neuromuskulärer Defizite und Fähigkeiten auf Anforderung durch den Arzt. Daraus erfolgt die Einleitung allgemeiner (Gruppentrainingsangebote) bzw. spezifischer (individueller) Maßnahmen.

Die Einschätzung des Sturzrisikos

Stürze und Mobilitätseinsschränkungen gehören zu den zehn häufigsten und wichtigsten Problemen von Heimbewohnern. Die wichtigsten Gründe für Stürze sind mittlerweile bekannt. Außerdem lassen sich Bewohnergruppen erkennen, die ein besonders hohes Risiko haben, in den nächsten Monaten zu stürzen und sich dabei zu verletzen. In der Planung sollte auch berücksichtigt werden, dass Pflegemitarbeiter über ein begrenztes Zeitkontingent verfügen. Die Identifikation von Risikofaktoren, die nicht veränderbar sind, werden häufig von den Pflegemitarbeitern als wenig hilfreich oder sogar als Schikane erlebt, wenn lediglich ein Risiko beschrieben wird, ohne das daraus Konsequenzen erfolgen.

Erfahrungsgemäß gibt es aber eine umfangreiche Gruppe der Heimbewohner, die als gangsicher eingestuft werden, aber dennoch stürzen. Vor diesem Hintergrund sollte ein Verfahren zur Risikoeinschätzung kurz und präzise sein. Es sollte vor allem die Faktoren erfassen, die pflegerisch, therapeutisch oder hausärztlich veränderbar sind.

Immobile Bewohner

Es handelt sich um Personen, die ohne die Hilfe einer zweiten Person nicht in der Lage sind zu stehen. Deren Anteil liegt durchschnittlich bei etwa ¼ der Heimbewohner. Das Sturzrisiko dieser Bewohner ist niedrig, etwa 10% der Stürze ereignen sich in dieser Gruppe. In der Regel können diese Personen nicht an Trainingsprogrammen, die ja zum Teil im Stand durchgeführt werden, teilnehmen. Das Tragen von Hüftprotektoren kommt nur selten in Frage, da die Betroffenen sich nahezu ausschließlich im Rollstuhl aufhalten bzw. nachts im Bett liegen und von dort aus nicht selbständig aufstehen können. Aus unserer Sicht handelt es sich bei den Stürzen meistens um »organisatorische« Stürze.

Beispielsweise fallen Bewohner von der Toilette, Bewohner rollen aus dem Bett oder stürzen aus einem ungesicherten Rollstuhl. Hier sind insbesondere Veränderungen des Arbeitsablaufes und der Hilfsmittel nötig. Für diese Bewohner halten wir eine weitere individuelle Risikosturzabklärung nicht für erforderlich.

Bewohner mit vorausgegangenen Stürzen

Bei der zweiten Gruppe handelt es sich um Personen, die von den Pflegemitarbeitern unmittelbar auch ohne weiteres Sturzrisikoassessment als sturzgefährdet erkannt werden. Merkmale dieser Bewohner sind ein Sturz innerhalb des letzten Halbjahrs, vor allem innerhalb des letzten Monats. Das Risiko zu stürzen liegt im Ulmer Modell bei diesen Personen, unabhängig von allen anderen Faktoren, bei über 75% für einen Sturz im nachfolgenden Jahr!

Hier würde eine weiterführende Prozedur zur Einschätzung des Sturzrisikos eine Zeitvergeudung bedeuten. Von den Personen, die unmittelbar von den Pflegemitarbeitern als sturzgefährdet erkannt werden, sollte in Zusammenarbeit mit dem Hausarzt und ggf. einem Therapeuten eine Behandlungsplanung erfolgen. Insgesamt handelt es sich dabei um ein weiteres Viertel der Heimbewohner. Der zügige Beginn der Sturzprävention unter Berücksichtigung der veränderbaren Faktoren ist vorrangig.

Gangsichere Bewohner

Ein Screening (= besondere Einschätzung) ist für die verbleibenden ca. 50 – 60% der Heimbewohner sinnvoll. Hierbei handelt es sich um Bewohner, die oft von den Heimmitarbeitern als gangsicher oder zumindest relativ gangsicher erlebt werden. Andererseits ereignen sich in dieser Gruppe mehr als 50% der Stürze und auch mehr als 50% der sturzbedingten Verletzungen.

Hier sehen wir die größte Bedeutung, da offenbar die Fremdeinschätzung durch die Pflegemitarbeiter nicht ausreicht, die Sturzgefährdung der Personen zu erkennen und möglicherweise veränderbare Sturzrisikofaktoren nicht oder zu spät erkannt werden. Entsprechend ist die Bereitschaft zur Durchführung von Präventionsmaßnahmen geringer.

Bewohner mit unklarem Risiko

Im Folgenden wird aufgrund der von uns erhobenen Daten ein Vorschlag unterbreitet, wie für diese Gruppe ein Sturzrisikoscreening ausgestaltet werden kann.

Das Ziel ist dabei, dass innerhalb von 10 bis 15 Minuten die wesentlichen Faktoren erfasst werden, um diese dann mit den Bewohnern respektive dem Hausarzt des Bewohners weiter zu besprechen.

Ergebnisse der Ulmer Untersuchung

Bei der Ulmer Untersuchung von Stürzen bei Heimbewohnern wurden folgende Risikoindikatoren gemessen.

Tabelle 1: Risikoindikatoren für Stürze bei Heimbewohnern

MERKMAL	Odds ratio*
Sturz in den letzten 30 Tagen vor Erhebung	18,2
Sturz in den letzten 31 – 180 Tagen vor Erhebung	3,8
Unsichere Gangart nach Einschätzung der Pflege	2,3
Schwindel und Benommenheit	1,7
Einschränkungen des Kurzzeitgedächtnis	1,9
Verhaltensauffälligkeiten wie Aggressivität	1,7
Zielloses Herumgehen ohne Rücksicht auf Sicherheit	2,2
Motorische Unruhe	2,2
Neuroleptikagabe	1,9
Fixierung mit Gurten	1,6
Hilfe beim Transfer zwischen Bett, Stand und Stuhl	2,2
Hilfe bei Fortbewegung auf dem eigenen Stockwerk	3,0
Urininkontinenz	2,3

* Unter Odds Ratio versteht man die Erhöhung des Risikos eines Bewohners, einen Sturz im nächsten Jahr zu erleiden. Ein Odds Ration von 2,0 bedeutet ein Verdoppelung des Risikos. Ein Odds Ration von 1,0 bedeutet kein erhöhtes Risiko. Zahlen unter 1,0 bedeuten ein vermindertes Risiko.

Von besonderer Bedeutung sind die Merkmale, die unabhängig mit einer erhöhten Sturzhäufigkeit verbunden waren (multivariate Analyse). Dies sind drei Faktoren in der genannten Gruppe:

» häufige Inkontinenz,

» eingeschränkte Sehfähigkeit,

» Einschränkungen der Merkfähigkeit (Kurzzeitgedächtnis).

Lagen alle drei Risikofaktoren vor, war die Wahrscheinlichkeit eines Sturzes im nächsten Jahr über 90%! Waren Bewohner inkontinent oder hatten Sehbehinderungen lag auch hier das Risiko bereits über 70%. Hatten Bewohner eine Störung des Kurzzeitgedächtnisses, waren aber noch kontinent und hatten keine Sehbeeinträchtigung, lag das Risiko schon über 50%.

Checklisten

Das folgende Diagramm fasst die wesentlichen Schritte des Screening zur Sturzabklärung bei Heimbewohnern zusammen (Algorithmus zur Sturzabklärung):

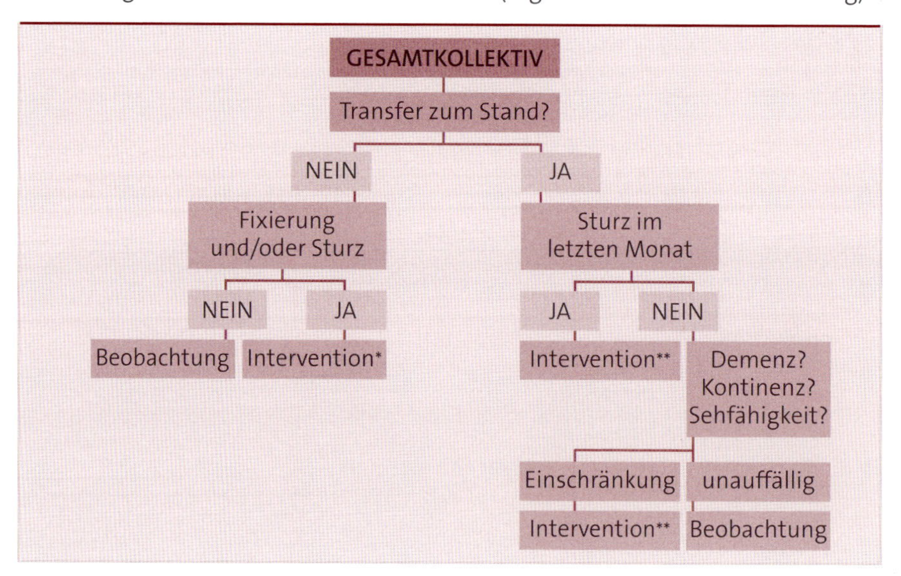

* Interventionen wie Hilfsmittelwartung, assistierter Transfer, Bodenpflege
** Intervention wie Training, Hüftprotektoren, angepasste Psychopharmakatherapie
Einzelheiten siehe Text

Checkliste für ein Assessment des Sturzrisikos

PROBLEM	ja - nein	Kriterien - Beispiel
Medikamente	❑ ❑	Bewohner (B), die Psychopharmaka einnehmen
Akute Erkrankungen	❑ ❑	Kraft und Balance lassen nach
Demenz und Verwirrtheit	❑ ❑	B hat Schwierigkeiten sich zu konzentrieren oder gleichzeitig Handlungen auszuführen
Depression	❑ ❑	B ist in seiner Körperhaltung und Denkwelt eingeschränkt
Vorausgegangene Stürze	❑ ❑	Insbesondere im letzten Monat
Standunsicherheit	❑ ❑	B kann nicht sicher stehen
Transfer vom Stuhl	❑ ❑	B benötigt die Arme beim Aufstehen
Gehhilfen	❑ ❑	B setzt Gehhilfen unsachgemäß ein
Inkontinenz	❑ ❑	Vor allem plötzlich auftretender Harndrang und nächtliche Toilettengänge
Seheinschränkungen	❑ ❑	Blendempfindlichkeit, Bifokalbrillen sind problematisch
Fußprobleme	❑ ❑	z.B. ungepflegte Nägel oder Druckstellen
Schuhe	❑ ❑	B trägt Schuhe ohne Fersenhalt oder häufiger Socken beim Gehen
Risikoeinschätzung	❑ ❑	B überschätzt seine Fähigkeiten
Niedriger Blutdruck	❑ ❑	Blutdruck ist niedriger als 90 systolisch oder sackt um mehr als 20 mmHg nach dem Aufstehen ab

Nach einem Sturz

Nicht jeder Sturz ist verhinderbar. Aber jeder Sturz sollte zum Anlass genommen werden, nochmals zu überprüfen, ob die Sturzverhütung verbessert werden kann. Es ist daher von großer Bedeutung, dass Stürze von allen Beteiligten ernst genommen werden und dies auch mit den Hausarzt besprochen wird. Viel zu oft werden Stürze als etwas Unvermeidbares akzeptiert und erst wenn eine schwere Verletzung aufgetreten ist wird gefragt, ob man vorher hätte anders handeln können. Auch ist zu beachten, dass Stürze manchmal der einzige Hinweis auf eine andere behandelbare Erkrankung darstellen. Ein Beispiel hierfür ist eine unbehandelte Parkinson-Krankheit.

Unmittelbare Reaktionen

» Versuchen Sie ruhig mit dem Betroffenen zu sprechen. Achten Sie darauf, ob es Hinweise für einen Knochenbruch gibt, zum Beispiel ein verkürztes oder weggedrehtes Bein, starke Schmerzen, die Unfähigkeit eine Extremität zu bewegen.

» Wenn es möglich ist, bitten Sie einen weiteren Mitarbeiter Ihnen zu helfen, die betreffende Person aufzuheben.

» Achten Sie darauf, ob es zu einer Bewusstseinseintrübung, Unregelmäßigkeiten beim Puls oder einem zu niedrigen Blutdruck gekommen ist.

» Beobachten Sie, ob es zu einer Abschürfung oder Verletzung der Haut gekommen ist.

» Dokumentieren Sie den Sturz und die Begleitumstände.

Einschätzung und Handlungsanweisung

Wenn es Hinweise auf eine ernsthafte Verletzung gibt, sollte der Hausarzt verständigt werden. Nötigenfalls ist eine Einweisung oder Überweisung zu einer weiterführenden Untersuchung (Röntgen) angezeigt. Auch wenn es zu keiner Verletzung gekommen ist, sollte der Sturz dokumentiert werden. Bei der nächsten hausärztlichen Visite kann gemeinsam überlegt werden, welche Maßnahmen ergriffen werden können, um weitere Stürze zu verhindern. Angehörige sollten über den Sturz unterrichtet werden.

Dokumentation

Die Dokumentation von Stürzen ist auch ein wichtiger Aspekt der Qualitätssicherung. In der Zusammenfassung der Sturzumstände in einer Einrichtung lassen sich bisweilen typische Muster erkennen, dies wiederum kann zu einer erfolgreichen Präventionsstrategie führen. Wichtig ist, dass jeder Sturz, also auch der ohne Verletzung, dokumentiert werden sollte.

Ein entsprechender Pflegestandard ist auch bei der Begehung durch die Heimaufsicht oder den Medizinischen Dienst eine wichtige Voraussetzung, dass von diesen erkannt wird, dass sich eine Pflegeeinrichtung mit dem Problem ernsthaft auseinander gesetzt hat.

Ein Beispiel für eine Sturzdokumentation ist im Folgenden festgehalten. Diese kann als Vorlage benutzt und kopiert werden.

Formblatt: Sturzdokumentation zur täglichen Sturzerhebung

Name: ______________________________

Datum: ______________________ Zeit: ______________

Beschreibung des Sturzhergangs:

____

____

____

Sturz erfolgte beim:
- ❏ Gehen
- ❏ Aufstehen oder Hinsetzen von einem Stuhl/Bett
- ❏ anderes: ______________

Sturzort:
- ❏ Zimmer ❏ Nasszelle ❏ Gemeinschaftsraum
- ❏ außerhalb des Hauses
- ❏ anderes:

Welche Schuhe trug der Gestürzte?:
- ❏ Hausschuhe, offen ❏ Hausschuhe, geschlossen
- ❏ Straßenschuhe ❏ Turnschuhe
- ❏ andere Schuhe ❏ keine Schuhe

Sofort erkannte Sturzfolgen:

- ❏ keine Verletzung ______________
- ❏ Schmerzen (Körperteil) ______________
- ❏ Schürfwunde (Körperteil) ______________
- ❏ Prellung (Körperteil) ______________
- ❏ mögliche Fraktur (Körperteil) ______________

Eingeleitete Maßnahmen:

- ❏ Arztkontakt (Facharzt/Hausarzt)
- ❏ Krankenhauseinweisung ❏ kein Arztkontakt

Die wichtigsten erreichbaren Ziele sind, alles zu unternehmen, um die Wahrscheinlichkeit für einen Sturz zu vermindern, die Unabhängigkeit und Selbständigkeit bei denen zu erhalten, die wiederholt gefallen sind, sowie die Sturzfolgen zu vermindern, bei denen die gestürzt sind.

Voraussetzungen dafür sind ein erhöhtes Problembewusstsein durch die Mitarbeiter, Bewohner und Angehörigen und die Anerkennung, dass es sich um ein verhinderbares Problem handelt. Ebenso wichtig ist die individuelle Einschätzung der Bewohner, um deren Sturzrisiko zu ermitteln und daraus folgend individuell angepasste Interventionen. Die Hausärzte sollten eine aktive Rolle in Zusammenarbeit mit den Mitarbeitern der Einrichtung und den Bewohnern übernehmen. Ebenso gefragt ist eine aktive Rolle der Angehörigen. Weiterhin sollte eine Förderung von Mobilität und Aktivität für alle Bewohner stattfinden. Eine weitere Voraussetzung ist die Einbeziehung der Physiotherapie und der Ergotherapie in das Programm, eine sorgfältige Pflegeplanung und medizinische Einschätzung bei denen, die bereits gestürzt sind, sowie die Überprüfung und Anpassung der Umgebung im Sinne der Sturzprävention.

Zielvorgaben und pflegerische Maßnahmen

Aufklärung und Beratung

Es ist von größter Wichtigkeit, sowohl den Bewohner als auch seine Angehörigen über die Gefahr des Stürzens und Möglichkeiten der Prävention zu informieren. Ist der Bewohner in der Lage, diese Informationen aufzunehmen und adäquat zu verarbeiten, stellt die Bewohnerschulung den ersten Punkt einer Pflegeplanung dar. Ebenso wichtig ist die Einbeziehung der Angehörigen. Hier ist die Aufgabe der Pflege die Schulung, Beratung und Aufklärung.

Hüftprotektoren

Der Hüftprotektor, auch externer Hüftschutz genannt, hat sich als wirksames Hilfsmittel in der Prävention von hüftgelenksnahen Frakturen erwiesen. Es konnte gezeigt werden, dass durch den Einsatz dieser singulären Maßnahme die Rate hüftgelenksnaher Frakturen um ca. 50% reduziert werden kann – hier eingerechnet sind jedoch auch die Personen, denen ein Protektor angeboten wurde, diesen beim Sturzereignis aber nicht trugen. Stürzt ein Bewohner mit korrekt angezogenem Hüftprotektor, liegt die Wirksamkeit des Hüftprotektors bei etwa 90% bis 95%.

Trotz nachgewiesener Wirksamkeit ist die Trageakzeptanz des Hüftprotektors bisher begrenzt. Zum einen ist die Akzeptanz wesentlich durch die Motivation und die Kompetenz Pflegender bestimmt. Zum anderen bedarf es im Rahmen dieser Motivationsarbeit einer strukturierten Beratung der Betroffenen und ihrer Angehörigen. Da der Hüftprotektor nur wirkt, wenn er bei einem Sturzereignis tatsächlich getragen wird, ist eben diese pflegerische Beratungstätigkeit ein entscheidender Baustein in der Erhöhung der Trageakzeptanz. Im Rahmen der strukturierten Beratung ist es wesentlich, die Argumente und Ängste der Betroffenen ernst zu nehmen und auch negative Folgen, wie z.B. Schwierigkeiten beim Toilettengang, mit den Betroffenen und den Angehörigen zu besprechen (siehe Kapitel Hüftprotektoren).

Training

Muskelaufbau- und Balancetraining ist ein wesentlicher Bestandteil eines jeden Sturzpräventionsprogramms. Die Organisation von Trainingsprogrammen ist Aufgabe der Leitung eines Hauses. Die Pflege sollte die Identifikation von Bewohnern, welche durch das Training profitieren, übernehmen.

Ist ein Bewohner in einer Trainingsgruppe, sollte er motiviert und unterstützt werden. Damit können mehrere Ziele erreicht werden. Zum einen ist es für alle Beteiligten motivierend zu sehen, welche Fortschritte in Trainingsgruppen erzielt werden. Dieser Wissenstransfer sollte auf den Wohngruppen gefördert werden, zumal damit möglicherweise andere Bewohner neu zur Trainingsteilnahme gewonnen werden. Zum anderen ist es wichtig, vor allem in der Anfangsphase des Trainings, den Bewohner zur regelmäßigen Teilnahme zu motivieren.

Sonstige Maßnahmen

Weitere mögliche Pflegemaßnahmen betreffen die Umgebung und Kleidung. Die Pflege hat in Pflegeheimen einen großen Einfluss auf die unmittelbare Umgebung der Bewohner. Insbesondere freie Laufwege sind zu beachten.

In Bezug auf die Kleidung sind besonders die Schuhe und Socken von Interesse. Der sturzvermeidende Einfluss von Schuhen, die ein Ausrutschen erschweren und dem Fuß einen festen Halt geben (Fersenriemen, Turnschuhe) ist offensichtlich. Ebenso sinnvoll ist das Tragen von rutschhemmenden Socken (so genannte ABS-Socken) im Bett.

Da viele Bewohner sowieso im Bett Socken tragen, ist der Einsatz solcher Socken naheliegend. Steht ein Bewohner nachts selbständig auf, um auf die Toilette zu gehen, ist die Gefahr des Wegrutschens vermindert. Weitere Möglichkeiten, vor allem das Problem der Stürze in der Nacht anzugehen, bestehen darin, entweder eine Matratze vor das Bett zu legen, oder ganz auf das Bett zu verzichten und den Schlafplatz auf den Boden zu verlegen. Insbesondere mit dieser »Bodenpflege« wurden, besonders mit Demenzkranken, gute Erfahrungen gesammelt.

Bewegungsprogramme

Allgemeine Förderung der Aktivität

Das Aktivitätsniveau von Alten- und Pflegeheimbewohnern ist oft so gering, dass durch Inaktivitätsatrophie bei vielen der Übergang zur Gebrechlichkeit überschritten wird oder die Gebrechlichkeit zunimmt.

Für die Heimbewohner entfallen Tätigkeiten des täglichen Lebens wie z.B. Einkäufe und Arbeiten im Haushalt. Hinzu kommt, dass vom Pflegepersonal häufiger Aufgaben übernommen werden, die der Bewohner, wenn auch langsam, selbst ausführen könnte. Das Pflegepersonal übernimmt diese Aufgaben, damit die anstehenden Arbeiten schneller erledigt werden können. Langfristig verstärkt dies die Inaktivität der Bewohner und führt zu einer Mehrbelastung des Personals. Die Aktivitäten der Bewohner sollten daher möglichst nicht eingeschränkt, sondern gefördert werden.

Die Mobilität, als besondere Form der Aktivität, hat positiven Einfluss auf mehrere physische und psychische Bereiche des Heimbewohners:

- Muskelkraft und Knochenbau,
- Beweglichkeit,
- Stand- und Gangsicherheit,

» Ausdauerleistungsfähigkeit (respiratorisch, kardial),

» Verdauung,

» Schlafverhalten,

» Soziale Interaktionsfähigkeit,

» Unabhängkeitsgefühl,

» allgemeine Ausgeglichenheit.

Aus diesem Grund stellt die Erhaltung und Förderung der Mobilität sowie des allgemeinen Aktivitätsniveaus ein wichtiges Ziel im Pflegealltag dar. Das Pflegepersonal sollte die Bewohner zu möglichst großer Mithilfe bei den pflegerischen Tätigkeiten (Ankleiden, Körperhygiene etc.) motivieren und dabei nur die wirklich nötige Unterstützung geben. Die Bewohner können auch, bei freiwilliger Entscheidung, Tätigkeiten wie Wäsche sortieren, Blumen gießen oder Tisch decken übernehmen.

Die genaue Kenntnis der körperlichen Leistungsfähigkeit der Bewohner seitens der Pflege kann für den behandelnden Hausarzt eine große Hilfe bei der Verordnung von krankengymnastischer Therapie sein. Die aktivierenden Maßnahmen des Physiotherapeuten zielen in vielen Fällen auf die Kompensation von interkurrenten Komplikationen, sind aber auch oft, gerade bei vielen neurologischen Erkrankungen, als dauerhafte Therapie indiziert.

Das Pflegepersonal kann die Bewohner bei einfachen Übungen zur Aktivierung anleiten. Die Übungen sollten auf den einzelnen Bewohner zugeschnitten sein und werden zuvor mit einem Physiotherapeuten oder Sportlehrer besprochen. Dabei handelt es sich, neben dem normalen Gehen mit Gebrauch der Gehhilfe, um Übungen, die nur mit dem eigenen Körpergewicht ausgeführt werden. (Einige Beispiele dazu finden Sie im Anhang).

Bewegungsprogramme sollten Teil des Tagesablaufs der Heimbewohner sein. Nur so wird langfristig eine regelmäßige Teilnahme der Bewohner erreicht, was letztlich über den Erfolg (= Erhaltung oder Verbesserung der Mobilität) für den Teilnehmer entscheidet. Einer sozialen Vereinsamung kann durch Bewegungsprogramme entgegengewirkt werden, da hier unter den Bewohnern und zum Therapeuten Kontakte geknüpft und erhalten werden können.

Trainingsräume

Bei den Räumlichkeiten, in denen die Bewegungsprogramme durchgeführt werden, sollten verschiedene Aspekte berücksichtigt werden:

» Der Weg zum Trainingsraum darf gerade für die in ihrer Mobilität eingeschränkten Bewohner nicht zu weit sein.

» Der Raum sollte einerseits die nötige Ruhe gewährleisten, die die Therapeuten und Teilnehmer für einen ungestörten Ablauf benötigen.

» Er sollte andererseits zentral gelegen und auch für die nicht teilnehmenden Bewohner gut einsehbar sein, damit deren Interesse geweckt wird.

» Bei gutem Wetter sollen die Bewegungsprogramme an der frischen Luft stattfinden.

Bei all diesen Empfehlungen müssen in der Regel Kompromisse gefunden werden, aber auch »ungünstig gelegene« Trainingsräume können bei der Verbesserung der Mobilität den gewünschten Erfolg bringen.

Motivation

Die Motivation der Bewohner zur Teilnahme an den angebotenen Bewegungsprogrammen ist im Wesentlichen von der Einstellung und Hilfe der Pflegekräfte abhängig. Nur wenige Bewohner lassen sich durch die sachlichen Argumente zur Teilnahme überzeugen. Die Pflegekräfte können die Bewohner oft eher durch ihre emotionale Bindung zu den Bewohnern zur Teilnahme bewegen.

Es hat sich gezeigt, dass Heimbewohner eher zur Teilnahme an Bewegungsprogrammen gewonnen werden können, wenn die Verbesserung der Mobilität in Aussicht gestellt wird (» ... damit Sie wieder besser laufen können ... damit Sie wieder sicherer stehen können«), und nicht die Vermeidung von Stürzen. Letzteres wird oft mit fatalistischen Äußerungen herabgespielt (» ... ich falle doch sowieso (nicht) hin«).

Die Teilnahme der Bewohner an Bewegungsprogrammen kann die Pflegekräfte zeitweilig durch die Übernahme der Bewohner durch die Therapeuten entlasten. Sobald die Bewohner sich zur Teilnahme an den Bewegungsprogrammen entschieden haben, muss ihre Motivation weiter verstärkt werden. Dazu eignen sich z. B. T-Shirts mit einem Aufdruck (Trainingsgruppen Logo) oder Urkunden für langfristige Teilnahme.

Allgemeine Bewegungsgruppen

Die Teilnahme an Bewegungsgruppen sollte, auch wenn der grundsätzliche Nutzen unbestritten ist, in jedem Fall vorher mit dem behandelnden Hausarzt besprochen werden. Dies trifft in besonderem Maße für Übungen zur Verbesserung der Ausdauer und der Kraft zu. Allgemeine Bewegungsgruppen können von Beschäftigungstherapeuten und auch vom interessierten Pflegepersonal durchgeführt werden. Die Auswahl der Übungen und die Ausbildung der Therapeuten sollte von einem Sportlehrer oder Physiotherapeuten übernommen werden.

Hierbei handelt es sich um Übungen, die hauptsächlich im Sitzen durchgeführt werden. Neben einer allgemeinen Aktivierung ist die Verbesserung der Beweglichkeit, vorwiegend in der oberen Extremität, Ziel dieser Bewegungsgruppen. Auch Dehnungsübungen sollten in diesen Übungsgruppen aufgenommen werden. Als Geräte eignen sich leichte Bälle, Bänder, Reifen, Luftballons und andere Kleingeräte. Musik kann in solchen Gruppen gut zur Verstärkung der Motivation eingesetzt werden.

Allgemeine Bewegungsgruppen sollten mit dem Angebot anderer Bewegungsprogramme abgestimmt werden. Für die nicht steh- und gehfähigen Bewohner sind sie eine der wenigen Möglichkeiten überhaupt, an Bewegungsprogrammen teilzunehmen. Für andere sind sie eine gute Ergänzung. Je nach Teilnahme an anderen Bewegungsprogrammen sollten die Bewohner zu einer ein- bis dreimaligen Teilnahme pro Woche motiviert werden. Für die Bewohner, die noch weitestgehend sicher gehen können, ist der Seniorentanz eine gute Möglichkeit ihre Gleichgewichtsfähigkeit (Balance) zu erhalten und zu verbessern. Auch diese Bewegungsgruppen können von Beschäftigungstherapeuten oder vom interessierten Pflegepersonal durchgeführt werden. Anregungen für Inhalte geben die örtlichen Volkshochschulen oder gezielte Fortbildungen.

Die Übungen sollten bei diesen Bewegungsprogrammen mindestens einmal pro Woche stattfinden.

Spezielle Trainingsgruppen

Gezieltes **Ausdauertraining** kann bei Heimbewohnern durch ausgedehnte Spaziergänge, auf dem Fahrradergometer oder mit Armkurbelgeräten trainiert werden. Vor der Teilnahme eines Bewohners ist die Absprache mit dem Hausarzt unerlässlich. Die Durchführung der Trainingsgruppen sollte nur von speziell ausgebildetem Fachpersonal durchgeführt werden, das auch die Befähigung zur Durchführung von ambulanten Herzsportgruppen hat. Das Ausdauertraining sollte zur besseren Überwachung in Kleingruppen (zwei bis vier Personen) durchgeführt werden. Die empfohlene Trainingshäufigkeit liegt bei zwei- bis dreimal pro Woche mit mindestens 24 Stunden Pause zwischen den Trainingseinheiten. Eine verbesserte Ausdauer ermöglicht den Bewohnern längere Aktivitätsphasen am Stück und beschleunigt die Erholung nach größeren Anstrengungen. Ausdauertraining ist für Alten- und Pflegeheimbewohner zum einen wegen der oft vorgeschädigten Herzkreislauf-Situation, zum anderen wegen oft stark degenerierter Gelenkszustände mit gewissen Risiken behaftet. Daher ist die Wichtigkeit von Ausdauertraining für diesen Personenkreis dem Krafttraining und dem Gleichgewichtstraining nachgeordnet.

Bei der Durchführung von **Krafttraining** ist das Auftreten von unerwünschten Ereignissen sehr selten. Trotzdem müssen auch hier vor der Teilnahme eines Bewohners mit dem Hausarzt die besonderen Begleitumstände des Bewohners besprochen werden. Die körperlichen Voraussetzungen für die Teilnahme sind die Stehfähigkeit mit Hilfe bei gleichzeitigem Gehen auf der Stelle. Durch Krafttraining, speziell der unteren Extremität, wird die Sicherheit beim Aufstehen, im Stand und in der Fortbewegung verbessert. Dadurch wird in besonderem Maße eine Verbesserung der Mobilität erreicht. Übungen zur Kräftigung der Rumpf-, Arm- und Schultermuskulatur runden das Programm ab. Eine Kräftigung der Muskulatur verbessert langfristig auch die Festigkeit der Knochensubstanz und bietet so einen größeren Schutz vor Frakturen. Als Therapeuten eignen sich Dipl. Sportlehrer und Sport- und Gymnastiklehrer, die als Honorarkräfte gewonnen werden können. Krafttrainingsgruppen können, je nach physischer und kognitiver Leistungsfähigkeit der Teilnehmer, mit fünf bis acht Teilnehmern durchgeführt werden. Die empfohlene Trainingshäufigkeit ist zweimal pro Woche bei mindestens zwei Tagen Pause. In dieser Pause können die Bewohner aber an anderen Bewegungsprogrammen teilnehmen.

Die Übungen können an Kraftmaschinen oder mit freien Gewichten durchgeführt werden. Als Kraftmaschinen eignen sich besonders Geräte, an denen ganze Muskelketten trainiert werden, z.B. Beinpresse, Schulterpresse oder Seilzüge. Bei den freien Gewichten sollte man mit kunststoffummantelten Kurzhanteln für die obere Extremität und Gewichtsmanschetten für die untere Extremität arbeiten. Bei einzelnen Übungen kann man auch mit dem eigenen Körpergewicht oder mit elastischen Bändern arbeiten. (Eine genauere Beschreibung zum Krafttraining finden Sie im Anhang.)

Beim Gleichgewichtstraining wird u.a. die Körperwahrnehmung und die Reaktionsfähigkeit geschult. Wie auch beim Krafttraining wird die Sicherheit im Stand und in der Fortbewegung verbessert.

Als Therapeuten eignen sich Dipl. Sportlehrer, Physiotherapeuten und Sport- und Gymnastiklehrer, die als Honorarkräfte gewonnen werden können. Das Gleichgewichtstraining kann sehr gut mit einem Krafttraining kombiniert werden. Die Gruppen sollten nach Gehsicherheit eingeteilt werden. Voraussetzung zur Teilnahme ist die Fähigkeit zur Fortbewegung mit einem Hilfsmittel. Bewohner, die diese Mindestvoraussetzung erfüllen, können in einer Gruppe von bis zu sechs Teilnehmern trainieren. Bei Bewohnern, die zur Fortbewegung kein Hilfsmittel benötigen, kann die Gruppe auf bis zu acht Teilnehmer erweitert werden. Die Übungen werden in funktioneller und spielerischer Form, im Stand oder in der Fortbewegung, durchgeführt. Als Geräte eignen sich Matten, Soft-Bälle, Luftballons, Gymnastikreifen usw. Als Trainingshäufigkeit werden zwei bis drei Einheiten pro Woche mit mindestens 24 Stunden Pause empfohlen. (Eine genauere Beschreibung zum Gleichgewichtstraining finden Sie im Anhang).

Kognitiv eingeschränkte Bewohner

Bewohner mit kognitiven Einschränkungen sind prinzipiell gut trainierbar. Die Bewegungsprogramme mit diesem Personenkreis unterliegen allerdings einigen Besonderheiten:

Verbale Anweisungen können oft nicht umgesetzt werden. Übungen, die über die Imitation erlernt werden, können jedoch in der Regel relativ gut umgesetzt werden. Somit ist das Training an Kraftmaschinen für kognitiv eingeschränkte Bewohner kaum geeignet, das Training mit freien Gewichten dagegen ist gut praktikabel.

Bei der Korrektur von Bewegungsausführungen sollten die Therapeuten verbale Anweisungen nur begleitend einsetzen und hauptsächlich mit visuellen und taktilen Hilfen arbeiten. Das Ergebnis, das in einigen Fällen keine perfekte Ausführung darstellt, sollte dahingehend überprüft werden, ob die Übung bei dieser Ausführung einen noch zumindest irgendwie gearteten Nutzen erbringt und für den Übenden keinen Schaden hervorrufen kann. Der Anteil der kognitiv eingeschränkten Bewohner an einer Bewegungsgruppe hat, zumindest beim Kraft- und Gleichgewichtstraining, einen wesentlichen Einfluss auf die Gruppengröße: Da diese Bewohner eine höhere Aufmerksamkeit der Therapeuten erfordern, ist ein effektives Training nur in der Kleingruppe möglich. Musik und Rhythmus stellen für kognitiv eingeschränkte Bewohner eine besondere Motivation dar und sollten, wann immer möglich, Bestandteil der Bewegungsprogramme sein.

Rollstuhlfahrer

Bei Rollstuhlfahrern sollte überprüft werden, an welchen Bewegungsprogrammen sie teilnehmen können. Bei allgemeinen Bewegungsprogrammen können Rollstuhlfahrer meist ohne Probleme teilnehmen. Wenn auch einzelne Übungen unter Umständen ausgelassen werden müssen, so ist die Teilnahme schon aus sozialen Aspekten empfehlenswert.

Einen grundsätzlichen Ausschluss vom Kraft- und Gleichgewichtstraining darf es hier nicht geben, da viele Rollstuhlfahrer sich mit Hilfe der Beine fortbewegen (Trippeln). Eine Verbesserung der rückseitigen Beinkraft kann gerade für diesen Personenkreis eine deutliche Verbesserung der Mobilität bedeuten. Auch die Kraft der Armmuskulatur ist für Rollstuhlfahrer ein bedeutender Parameter für ihre Selbständigkeit und sollte durch entsprechende Übungen erhalten und verbessert werden.

Beim Krafttraining ist die Gruppengröße je nach Anzahl der Rollstuhlfahrer zu modifizieren oder es können Kleingruppen nur für Rollstuhlfahrer gebildet werden. In diesem Fall kann die Auswahl der Übungen speziell auf die Belange des Rollstuhlfahrers abgestimmt werden. Um diese Bewohner nicht aus der Gemeinschaft auszugrenzen, sollten sie aber dann auch noch an anderen gemischten Gruppen teilnehmen.

Hemiplegiker

Auch bei Hemiplegikern muss überprüft werden, an welchen Bewegungsprogrammen diese Bewohner teilnehmen können. Einen grundsätzlichen Ausschluss vom Kraft- und Gleichgewichtstraining, gerade für gehfähige Hemiplegiker, gibt es nicht. Auch die Teilnahme dieser Bewohner hat Einfluss auf die Gruppengröße.

Hilfsmittel – Empfehlungen

Schuhe und Socken

Schuhe und das Tragen von Socken beim Gehen gehören sicherlich zu den wichtigsten Möglichkeiten einer erfolgreichen Sturzintervention. Das Tragen von Hausschuhen oder inadäquatem Schuhwerk wird häufig dadurch begünstigt, dass diese einfacher beim Anziehen zu handhaben sind. Zusätzlich tragen viele ältere Menschen nachts Socken, um warme Füße zu haben.

Im Sinne der Behandlungsplanung ist darauf zu achten, dass z.B. durch den Einsatz von Hilfsmitteln, wie ein langer Schuhlöffel oder Schuhe mit Klettverschlüssen, Schuhe leicht zu tragen sind. Die benutzten Schuhe sollten einen festen Fersenhalt haben. Bei der Sohlenbeschaffenheit ist darauf zu achten, dass insbesondere Parkinsonpatienten oder Bewohner mit einem schlurfenden Gangbild keine rutschhemmenden Sohlen tragen. Alternativ kann eine Rutschhemmung im Fersenbereich sinnvoll sein. Keinesfalls sollte eine stark rutschhemmende Socke im Ballenbereich getragen werden.

Sollten Bewohner häufiger nachts Socken tragen oder auch tagsüber mit Socken aufstehen, ist zu überprüfen, ob Socken mit einer rutschhemmenden Sohle eingesetzt werden können. Dies wurde bei Kindern erfolgreich getestet und auch in einigen Kliniken werden rutschhemmende Socken zur Sturzprävention erfolgreich eingesetzt.

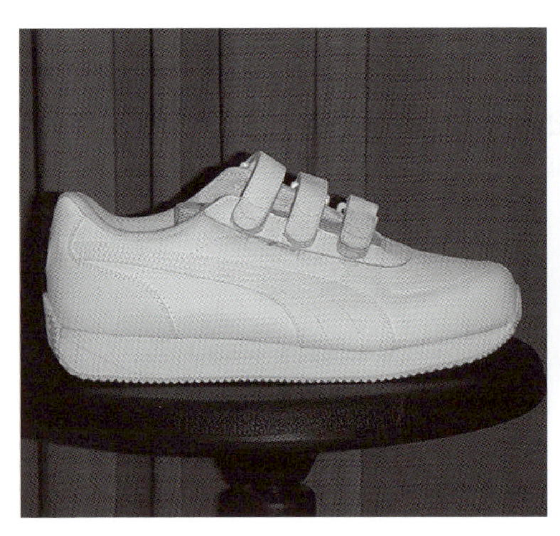

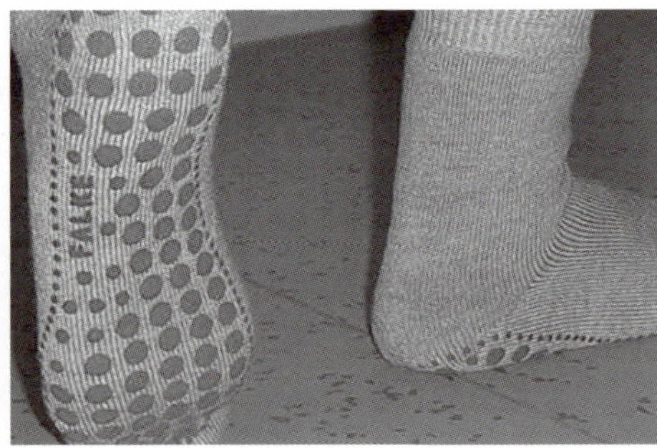

Gehhilfen

Allgemeine Prinzipien
Die Auswahl und die Anpassung einer Gehhilfe sollte in der Regel durch einen Ergo- oder Physiotherapeuten erfolgen. Die individuelle Anpassung ist die Voraussetzung für einen optimalen Gebrauch und Sicherheit. Der richtige Gebrauch sollte durch das Pflegepersonal regelmäßig kontrolliert werden. Die Nutzung von Gehhilfen dient dazu, eine möglichst unabhängige Mobilität zu gewährleisten oder den Hilfsbedarf durch Dritte auf ein Minimum zu reduzieren.

Gründe für die Benutzung von Gehhilfen

» Unterstützung des Bewohners, um sicherer und ausdauernder zu gehen,

» Ausgleich für Defizite durch muskuläre Schwäche, verminderte Balance oder Schmerzen,

» Vergrößerung des Selbstvertrauens.

Die fünf häufigsten Gehilfen:

1. Gehstock
Der Griff sollte in etwa der Höhe des Trochanter major entsprechen (knöcherner Vorsprung an der Oberschenkelaußenseite, unmittelbar unter der Hüfte). Bei Benutzung des Gehstocks soll der Ellbogen um etwa 30% gebeugt sein. Der Gehstock wird in aller Regel auf der gesunden Seite zur Entlastung der kranken Seite benutzt. Der Stock sollte eine Gummispitze und einen guten Griff haben. Die Spitzen sollten regelmäßig überprüft und gegebenenfalls frühzeitig ersetzt werden.

2. Vierpunktstock
Die Verordnung eines Vierpunktstocks führt zu einer Erhöhung der Stand- und Gangsicherheit. Die Benutzer müssen in der Lage sein, sorgfältig damit umzugehen, andernfalls kommt es zu einem erhöhten Stolperrisiko. Die Stützen sollten einen Gummiüberzug haben, der eine ausreichende Rutschfestigkeit gibt.

3. Gehbock
Die Benutzer müssen in der Lage sein, selbständig zu gehen und wieder stehen zu bleiben. Die Benutzer müssen in der Lage sein, beide Arme zu benutzen, um ausreichend Kraft zu haben, den Gehbock zu heben und zu kontrollieren. Gehböcke sind häufig bei Beinschmerzen sinnvoll. Bei Rückenschmerzen kommt es eher zu einer Verschlechterung der Beschwerden.

4. Rollator
Dieser erlaubt einen symmetrischen, relativ natürlichen Gangzyklus. Rollatoren sind sinnvoll für Bewohner, die Schwierigkeiten haben, loszugehen bzw. wieder anzuhalten, für Bewohner mit Rückenschmerzen und für Bewohner mit Atemnot bei Belastung. Die Größe der Räder entscheidet über die Nutzbarkeit außerhalb des Hauses. Eine individuelle Anpassung ist unbedingt erforderlich.

5. Gehwagen
Gehwagen sind sinnvoll für schwerst abhängige Personen mit einem sehr hohen Hilfsbedarf haben. In der Regel ist eine Unterstützung beim Aufstehen und Hinsetzen erforderlich. Bewohner können Treppen mit Gehbock, Rollatoren und Gehwagen grundsätzlich nicht benutzen.

Unterstützung der Bewohner, die Gehilfen benutzen

Beim Aufstehen

» Die Gehhilfe sollte vor dem Bewohner stehen.
» Das Aufstehen sollte ohne die Gehhilfe erfolgen.
» Die Gehhilfe sollte erst benutzt werden, wenn der Bewohner gerade steht.
» Häufig benötigen Bewohner am Anfang Anleitung und ein Training, um dies zu erreichen.

Beim Hinsetzen

» Sorgfältiges Annähern zum Bett oder zum Stuhl.
» Darauf achten, dass ausreichend Platz im Zimmer vorhanden ist.
» Einen Halbkreis fahren, wenn man zum Bett oder zum Stuhl geht.

» Erst Hinsetzen, wenn die Rückseite beider Knie das Bett oder den Stuhl berührt.

» Gehhilfe loslassen, mit dem Arm nach hinten tasten bis das Bett bzw. der Stuhl gefunden wird.

» Nie Hinfallen lassen.

Richtungswechsel

» Langsam und sorgfältig gehen, mit kleinen Schritten Richtungsänderungen vollziehen.

» Nicht versuchen, sich auf einer Stelle zu drehen.

Architektonische Gestaltung

Empfehlungen

Die Gestaltung der Umgebung spielt eine große Rolle im Hinblick auf die Gehsicherheit. Mitarbeiter und Heimleitung sollten sich immer wieder die Probleme vor Augen führen und nach Lösungsmöglichkeiten suchen. Die folgende Checkliste sollte gemeinsam von Pflegemitarbeitern und Heimleitern genutzt werden, um die wichtigsten Gefahrenquellen zu identifizieren. Sie kann auch als eine Handlungsanleitung für Planer und Handwerker gesehen werden.

Allerdings ist die Umgebungsgestaltung nicht nur eine Aufgabe der Heimleitung und des Architekten beim Umbau oder Neubau eines Altenheims. Häufig können kleine Verbesserungen dazu beitragen, dass der Bewohner sich in seinem Umfeld sicher bewegen kann. Es ist von großer Bedeutung, dass Sitzgelegenheiten und auch die Betten der Körpergröße des Bewohners angepasst werden. Häufig sind die normierten Stühle, insbesondere bei kleinen oder sehr großen Menschen, ungeeignet. Pflegerische Arbeiten werden häufig an einem hohen oder hochgestellten Pflegebett verrichtet. Für den Bewohner kann dies bedeuten, dass der erste Gang aus dem Bett mit einem Sturz endet, falls das Bett nicht in seiner Höhe wieder angemessen zurückgestellt wurde. Ähnliches gilt für die Toiletten in den Nasszellen. Auch hier sollten nicht zu hohe Toiletten installiert werden, sondern eher mit Toilettensitzerhöhungen entsprechende flexible Möglichkeiten geschaffen werden.

Entscheidend für die Transfersicherheit beim Toilettengang ist das Anbringen von Haltegriffen, die auch problemlos mit geringem Aufwand nachgerüstet werden können. Der dritte alltagsrelevante Bereich ist der Einsatz einer adäquaten Beleuchtung. Insbesondere sind die nächtlichen Wege zur und von der Toilette hiervon betroffen. Viele Bewohner lassen gern nachts eine Lichtquelle brennen. Dies sollte unbedingt unterstützt werden. Es muss nicht immer ein elektrisch gesteuerter Bewegungsmelder sein. Gerade im Toilettenbereich ist bei unsicheren Bewohner zu überprüfen, ob nicht nachts das Licht grundsätzlich brennen bleibt. Auch dies kann einen wesentlichen Beitrag zur Bewegungssicherheit leisten, bei gleichzeitig geringen Kosten. Vielfach können durch den Einsatz von modernen Leuchtmitteln (Leuchststofflampen) in Verbindung mit modernen Betriebsgeräten (elektronische Vorschaltgeräte) gegenüber konventionellen Techniken (Glühlampen oder Halogenleuchtmittel) sogar Kosten eingespart werden.

In der Regel muss davon ausgegangen werden, dass ältere Menschen eine etwa doppelt so starke Beleuchtung brauchen. Allerdings ist dies individuell zu überprüfen. Beispielsweise bei Kataraktpatienten oder Patienten mit einer Makuladegeneration kann es hier zu Blendeffekten kommen, bei einer Engerstellung der Pupille kann die Sehschärfe in der Peripherie verloren gehen. Dies sollte im günstigsten Fall mit dem Augenarzt besprochen werden. Andernfalls muss mit dem Bewohner geprüft werden, welches für ihn die richtige Beleuchtungsstärke ist. Wichtig bei der Beleuchtung ist ein hoher Indirektanteil (60 – 90%) mit einem sehr breit streuenden, entblendeten Direktanteil. Häufig sind auch die Gänge von Pflegeeinrichtungen unzureichend beleuchtet. Auch hier ist auf eine indirekte Beleuchtung zu achten. Direkte Beleuchtung kann durch überholende Schatten zu Angstzuständen führen. Die Lichtstärke sollte in Bodenhöhe etwa 200 bis 300 Lux betragen (dies entspricht ca. 500 lx in Augenhöhe, gem. VDI 6008). Literatur dazu finden Sie im Anhang.

Bei sehr unruhigen Bewohnern, die nachts häufig aufstehen und potentiell eine Unterstützung brauchen, ist zu überprüfen, ob durch den Einsatz eines Bewegungsmelders, der an eine Personenrufanlage gekoppelt ist, eine größere Sicherheit erreicht werden kann. Auch hier stehen mittlerweile mehrere technische Möglichkeiten zur Verfügung.

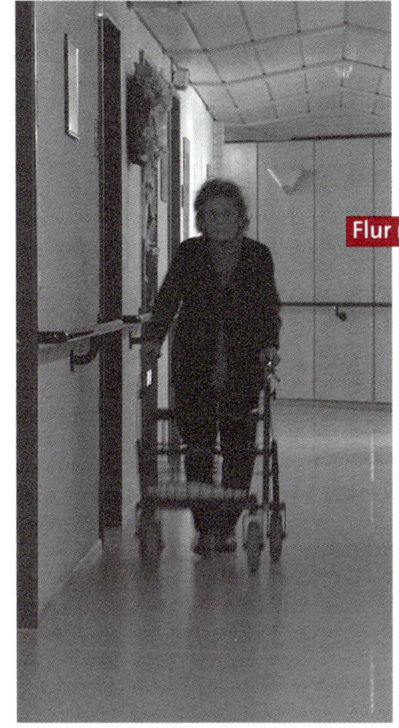
Flur mit direkter Beleuchtung

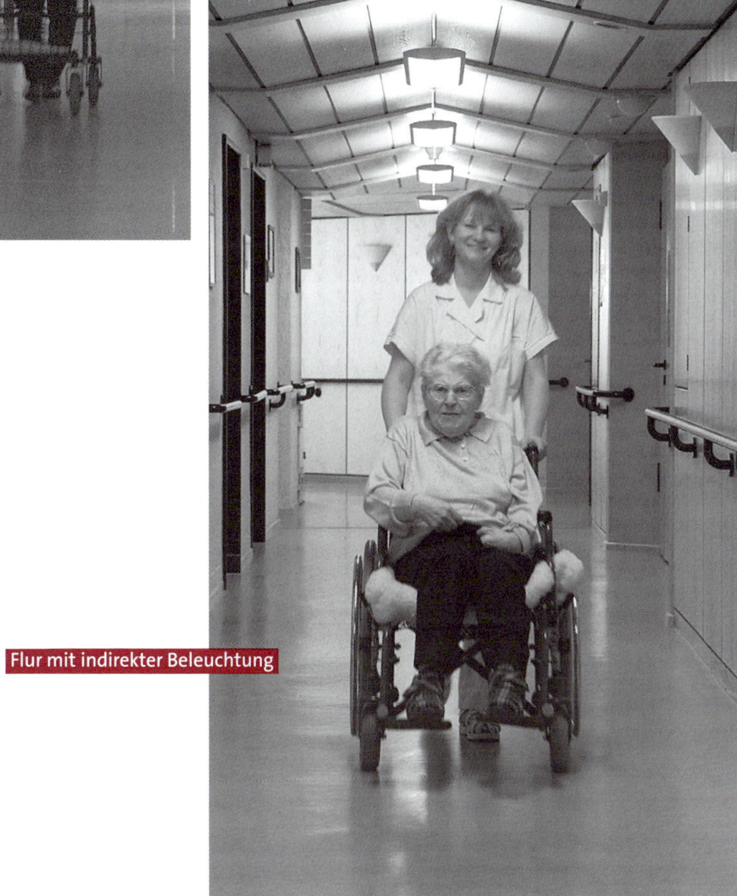
Flur mit indirekter Beleuchtung

Checklisten

ZUGANG ZUM HAUS	ja - nein
PKW- Stellplätze für Rollstuhlfahrer/innen sind 350 cm breit.	❑ ❑
Flure haben eine Mindestbreite von 170 cm.	❑ ❑
Wege sind auch bei ungünstiger Witterung ohne Gefahr begehbar (d.h. sie haben keine großen Rillen oder Kopfsteinpflaster).	❑ ❑
An der Rampe (und ggf. dem Zwischenpodest) sind beidseitig zwei Handläufe mit einem Durchmesser von 3 – 4,5 cm auf 75 cm Höhe und auf 90 cm Höhe vorhanden.	❑ ❑
Der Durchmesser am Ende des Handlaufs beträgt höchstens 2 – 2,5 cm.	❑ ❑
An der Rampe (und ggf.dem Zwischenpodest) sind beidseitig mind. 10 cm hohe Radabweiser vorhanden.	❑ ❑
Die Bewegungsfläche zwischen den Radabweisern beträgt mind. 120 cm.	❑ ❑
Am Anfang und Ende der Rampe ist die Bewegungsfläche mind. 150 cm breit und 150 cm tief.	❑ ❑
Die Rampensteigung beträgt <= 8%.	❑ ❑
Bei einer Rampenlänge von mehr als 600 cm ist ein Zwischenpodest von mind. 150 cm Länge vorhanden.	❑ ❑
Handläufe und Radabweiser ragen 50 cm waagerecht in den Plattformbereich hinein.	❑ ❑

HAUPTEINGANG	ja - nein
Der Haupteingang ist stufenlos erreichbar.	❑ ❑
Der Fußabtritt ist ohne Stolperkante.	❑ ❑
Die Wohnungsnummer ist gut lesbar (d.h. es wurden Gegenfarben verwendet, z.B. gelb und blau).	❑ ❑
Der Eingang ist ausreichend beleuchtet, mind. 200 Lux.	❑ ❑
Eingang ist mit Bewegungsmelder ausgestattet.	❑ ❑
Beleuchtung wirft keine Schlagschatten auf die Stufen.	❑ ❑
Die Eingangstüre öffnet sich automatisch.	❑ ❑
Die Türgriffe und das Türschloss sind auf 85cm Höhe angebracht.	❑ ❑
Der Türgriff ist gut zu fassen, d.h. der Durchmesser beträgt 3 – 4,5 cm.	❑ ❑
Die Eingangstür ist überdacht, mind. 150 x 150 cm.	❑ ❑

TREPPEN	ja - nein
Die Treppe ist nicht gewendelt.	❑ ❑
Die Sicht zwischen den einzelnen Treppenstufen ist geschlossen, d.h. man kann nicht zwischen den einzelnen Stufen durchsehen.	❑ ❑
Es gibt keine Stufenunterschneidungen.	❑ ❑
Die Treppenstufen sind rutschfest.	❑ ❑
Die Treppenstufen haben eine angenehme Höhe, d.h. max. 16 cm.	❑ ❑
Die Trittstufen sind durch taktiles Material erkennbar (z.B. Aufsetzen von Kugeln am Handlauf am Anfang und Ende der Treppe, Abknicken von Treppenhandläufen, Wechsel der Oberflächenstruktur der Stufen und Flure).	❑ ❑

Fortsetzung von Treppen siehe nächste Seite

TREPPEN	ja - nein
Die Treppe ist ausreichend beleuchtet.	❑ ❑
Ein Geländer ist an beiden Seiten vorhanden (90 cm hoch, Durchmesser mind. 42 mm).	❑ ❑
Der innere Handlauf ist durchgängig, d.h. nicht unterbrochen.	❑ ❑
Der äußere Handlauf ragt 50 cm über Anfang und Ende der Treppe hinaus.	❑ ❑
Die Bewegungsfläche vor den Treppenauf- und abgängen ist mind. 150 cm breit (die Auftrittsfläche der obersten Stufe ist auf die Auftrittsfläche nicht mit anzurechnen).	❑ ❑

FAHRSTUHL	ja - nein
Der Fahrstuhl ist stufenlos erreichbar.	❑ ❑
Die Bewegungsfläche ist vor dem Fahrstuhl mind. 150 cm tief und 150 cm breit.	❑ ❑
Der Abstand zwischen Ruftaster und vorspringenden Wänden, Möbeln oder Geländern beträgt mind. 50 cm.	❑ ❑
Der Ruftaster ist max. 85 cm hoch angebracht.	❑ ❑
Die Tür des Fahrstuhls ist mind. 90 cm breit (lichte Breite).	❑ ❑
Der Fahrkorb ist mind. 110 cm breit und 140 cm tief.	❑ ❑
Bedienungselemente sind gut erreichbar:	
– sie sind auf 85 cm Höhe angebracht	❑ ❑
– sie sind nicht versenkt	❑ ❑
– sie sind nicht scharfkantig	❑ ❑
– sie sind mind. 50 cm von den Kabinenecken entfernt	❑ ❑
– das Bedienungstableau ist waagerecht angebracht	❑ ❑
– die Tasten sind mind. 5x5 cm groß	❑ ❑
– die Schrift der Tasten ist erhaben	❑ ❑
– neben dem Tableau sind waagerechte Haltestangen.	❑ ❑
Im Fahrkorb gegenüber der Fahrkorbtür ist ein Spiegel angebracht.	❑ ❑

FLUR	ja - nein
Die Bewegungsfläche zwischen den Wänden außerhalb der Wohnung beträgt mind. 150 cm.	❑ ❑
Auf Gängen, die länger als 15 m sind, gibt es Aufweitungen von 150 x 180 cm.	❑ ❑
Die Helligkeit ist ausreichend, mind. 200 Lux.	❑ ❑
Der Lichtschalter ist auf 85 cm Höhe angebracht und nicht versenkt oder scharfkantig.	❑ ❑
Sitzmöglichkeiten zwischen den Etagen sind vorhanden.	❑ ❑
Bodenbeläge sind rutschhemmend, rollstuhlgeeignet und fest verlegt; sie laden sich nicht elektrostatisch auf. Als Bodenbeläge kommen z.B. in Betracht: Kunststein- und Natursteinplatten, Holz, Linoleum, nicht poliert, Teppich, vollflächig mit antistatischem Kleber verlegt.	❑ ❑
Keine harten Übergänge verschiedener Bodenbeläge.	❑ ❑
Keine spiegelnde Bodenoberfläche.	❑ ❑

TÜREN	ja - nein
Die Türen sind mind. 90 cm breit (lichte Breite).	❑ ❑
Die Türen sind 210 cm hoch (lichte Höhe).	❑ ❑
Türschwellen sind nicht vorhanden.	❑ ❑
Die Türen sind leichtgängig, d.h. man kann sie mit einer Hand mind. 90° weit aufstoßen.	❑ ❑
Türen sind mit waagerechtem Griff ausgestattet.	❑ ❑
Es sind keine handbetätigten Drehflügeltüren vorhanden.	❑ ❑
Die Bewegungsfläche auf der Aufschlagseite der handbetätigten Drehflügeltüre beträgt mind. 150 x 150 cm.	❑ ❑
Bedienungsvorrichtungen haben einen seitlichen Abstand zur Wand oder der Einrichtung von mind. 50 cm. Im Bedarfsfall können die Türen mit Schließhilfen ausgestattet werden.	❑ ❑

WOHNUNG ALLGEMEIN	ja - nein
Alle zur Wohnung gehörenden Räume und gemeinschaftlichen Räume sind stufenlos erreichbar.	❑ ❑
Alle Bedienungselemente (Schalter, häufig genutzte Steckdosen, Türdrücker, Müllwurföffnung etc.) sind auf 85cm Höhe angebracht.	❑ ❑
Die Bedienungselemente sind nicht versenkt oder scharfkantig.	❑ ❑
Die Bedienungselemente haben einen seitlichen Abstand zur Wand oder der Einrichtung von mind. 50cm.	❑ ❑
Der Lichtschalter für das Flurlicht befindet sich innerhalb der Wohnung.	❑ ❑
Die Breite der Zimmer beträgt mind. 350cm.	❑ ❑
Große Glasflächen sind bruchsicher (d.h. Verbund- oder Einheitssicherheitsglas, gekennzeichnet auf Alubändern in der Scheibe oder auf einem Aufkleber auf der Scheibe).	❑ ❑
Große Glasflächen sind kontrastreich gekennzeichnet, z.B. mit Aufklebern, o.Ä.	❑ ❑
Es sind keine Stolperfallen in der Wohnung (z.B. lose Teppiche oder Elektrokabel).	❑ ❑
Der Bodenbelag ist rutschhemmend, rollstuhlgeeignet und fest verlegt, er lädt sich nicht elektrostatisch auf. Geeignet sind Linoleum, Holz, Kunststein- und Natursteinplatten, nicht poliert.	❑ ❑
Die Beleuchtung ist ausreichend hell, ohne zu blenden, mind. 200 Lux, die Glühbirne darf nie direkt sichtbar sein. Brüstungen in der Wohnung und von Freisitzen sind ab 60 cm Höhe durchsichtig.	❑ ❑
In jedem Raum befindet sich als Wendemöglichkeit eine Bewegungsfläche von 150cm Breite und Tiefe (Handläufe dürfen in die Bewegungsfläche nicht eingehen).	❑ ❑

BAD	ja - nein
Die Tür öffnet sich nach außen.	❑ ❑
Die Tür ist abschließbar.	❑ ❑
Die Tür ist im Notfall von außen zu entriegeln.	❑ ❑
Die Bewegungsflächen vor allen Einrichtungen im Bad betragen 150cm (Bewegungsflächen dürfen sich überschneiden, siehe DIN 18025).	❑ ❑
Der Duschplatz ist stufenlos begehbar.	❑ ❑
Der Duschplatz besitzt einen bodengleichen Ablauf.	❑ ❑
Der Duschplatz ist mind. 150x150 cm groß.	❑ ❑
Die Armatur der Dusche ist 50cm außerhalb der Ecke und in einer Höhe von 85cm Höhe angebracht.	❑ ❑
Es sind Griffe waagerecht und senkrecht übers Eck angebracht.	❑ ❑
Die Sitzhöhe des Klosettbeckens beträgt 48 cm (bzw. wurde individuell angepasst).	❑ ❑
Die Spülung ist nicht mittig.	❑ ❑
Die Bewegungsfläche ist links oder rechts neben dem Klosettbecken mind. 95cm breit und 70cm tief.	❑ ❑
Auf einer Seite des Klosettbeckens ist ein Abstand zur Wand oder zu Einrichtungen von mind. 30cm eingehalten.	❑ ❑
Beiderseits des WCs sind hochklappbare Stützgriffe vorhanden, in 85cm Höhe und mit einem Abstand von der WC-Achse von 35cm.	❑ ❑
Der Waschtisch ist unterfahrbar.	❑ ❑
Ein Unterputz- oder Flachaufputzsiphon ist vorhanden.	❑ ❑
Die Waschtischtiefe beträgt mind. 55cm.	❑ ❑
Der Waschtisch ist flach (15 – 18 cm).	❑ ❑

BAD	ja - nein
Die Waschtischoberkante ist nicht höher als 82 – 85 cm.	❑ ❑
Es sind Abstellmöglichkeiten für Waschzubehör am Waschtisch vorhanden.	❑ ❑
Als Armaturen sind Einhebel-Mischbatterien mit Temperaturbegrenzern und schwenkbarem Auslauf vorhanden.	❑ ❑
Der Spiegel ist mind. 60 x 110 cm groß und geht bis auf 15 cm über die Oberkante des Waschbeckens.	❑ ❑
Haltegriffe sind in ausreichender Anzahl vorhanden, minimum zwei Handgriffe in der Dusche (waagerecht und senkrecht), einen festen Griff an der Wand des WCs und einen Klappgriff seitlich des WCs.	❑ ❑
Bedienungsvorrichtungen sind in einer Höhe von 85 cm Höhe angebracht.	❑ ❑
Der Sanitärraum enthält eine mechanische Lüftung, die vom WC aus schaltbar ist.	❑ ❑
Der Bodenbelag besteht aus profiliertem Gummi oder Kunststoffbelag.	❑ ❑
Klingelknopf o.Ä., um Hilfe zu rufen, vorhanden.	❑ ❑

SCHLAFZIMMER	ja - nein
Ein Lichtschalter befindet sich am Bett.	❑ ❑
Am Bett sind Ablageflächen für Wecker, Essen, Radio und Telefon vorhanden.	❑ ❑
Am Bett befindet sich ein Klingelknopf o.Ä., um Hilfe zu rufen.	❑ ❑
Der Bettrahmen ist bis auf 30 cm absenkbar.	❑ ❑
Das Bett ist bei Bedarf von drei Seiten zugänglich.	❑ ❑

Fortsetzung von Treppen siehe nächste Seite

SCHLAFZIMMER	ja - nein
Vor der Längsseite des Bettes befindet sich eine Bewegungsfläche von 150x150 cm.	❑ ❑
Die Bewegungsfläche vor Schränken beträgt mind. 150 cm.	❑ ❑
Die Bewegungsfläche entlang der Betteinstiegsseite am Bett des Nichtrollstuhlbenutzers hat eine Breite von mind. 120 cm.	❑ ❑

BALKON, TERRASSE, GARTEN	ja - nein
Türschwellen sind, sofern zwingend erforderlich, max. 2 cm hoch.	❑ ❑
Die Bewegungsfläche beträgt mind. 150x150 cm.	❑ ❑

TECHNISCHE AUSSTATTUNG	ja - nein
Die Heizungsart ist altengerecht (d.h. keine Kohle- oder Öleinzelöfen).	❑ ❑
Die Bedienungselemente für die Heizung sind in einer Höhe von 40 – 85cm Höhe angebracht, sie sind nicht scharfkantig oder versenkt.	❑ ❑
Eine individuelle Regelung der Raumtemperatur ist ganztägig möglich.	❑ ❑
Eine Fernsprechanlage ist vorhanden.	❑ ❑

Einsatz von Psychopharmaka

Bei allen Psychopharmaka ist zu prüfen, welche Medikamente, wie lange und in welcher Dosierung eingesetzt werden. Was für den älteren ambulant lebenden Menschen gilt, gilt nochmals in verschärfter Form für den Bewohner eines Alten- und Pflegeheims. Die Behandlungsregel ist, mit der niedrigsten wirksamen Dosierung zu beginnen und die Dosierung nur langsam zu steigern. In regelmäßigen Abständen sollte überprüft werden, ob die Medikamentengabe wieder reduziert oder möglicherweise sogar ganz abgesetzt werden kann. In der Regel ist dieser Zeitraum spätestens 4 Wochen nach erfolgreicher Therapie gegeben. Weiterhin ist anhand einer Dokumentation, vor allem bei Verhaltensstörungen, zu überprüfen, ob die Verhaltensstörungen sich überhaupt durch eine medikamentöse Therapie bessern (z.B. die Cohen-Mansfield Skala). Ohne eine entsprechende Dokumentation ist unseres Erachtens nicht gewährleistet, dass eine fachgerechte Behandlung hinsichtlich der Art des Medikamentes, der Dosierung und der Dauer erfolgt.

Bestimmte Psychopharmaka sind im Hinblick auf die Mobilität und Sturzgefährdung als besonders problematisch zu erachten. Hierzu gehören die klassischen hochpotenten Neuroleptika (z.B. Haloperidol®) und langwirksame Schlafmittel (z.B. Diazepam®). Teilweise sind neuere Medikamente bei der Behandlung von Verhaltensstörungen im Nebenwirkungsprofil günstiger einzustufen. Ein Beispiel der neueren Entwicklung ist Risperidon®, was in verschiedenen wissenschaftlichen Studien bei Verhaltensstörungen älterer Menschen zu weniger Nebenwirkungen bei gleicher klinischer Wirksamkeit geführt hat. Bei allen Patienten mit Verhaltensstörungen sollte geprüft werden, ob durch die Einrichtung eines gerontopsychiatrischen Konsiliardienstes eine Behandlungsverbesserung erreicht werden kann.

Cohen-Mansfield Agitation Inventory (CMAI-modifizert)

Für jeden der Verhaltensmerkmale soll die Häufigkeit ihres Auftretens in den letzten 2 Wochen angegeben werden.

Modifizierte Cohen-Mansfield-Skala offiziell verwendet im Hamburger Modellprojekt: »stationäre Dementenbetreuung«

VERHALTEN	nie 1	weniger als 1x pro Woche 2	1x oder 2x pro Woche 3	mehrmals wöchentlich 4	1x oder 2x täglich 5	mehrmals täglich 6	mehrmals in der Stunde 7	
A.								
1. Schlagen (auch selbst)	0	0	0	0	0	0	0	
2. Treten (auch selbst)	0	0	0	0	0	0	0	
3. Anfassen anderer (mit schmutzigen HD)	0	0	0	0	0	0	0	(?)
4. Stoßen (mit Gefahr von Stürzen)	0	0	0	0	0	0	0	
5. Werfen mit harten Gegenständen	0	0	0	0	0	0	0	
6. Beißen anderer (mit schmutzigen HD)	0	0	0	0	0	0	0	
7. Kratzen/ Kneifen	0	0	0	0	0	0	0	
8. Bespucken (anderer)	0	0	0	0	0	0	0	
9. Sich selbst verletzen (heiße Getränke usw.)	0	0	0	0	0	0	0	(?)
10. Zerreißen von Kleidungsstücken oder Zerstören des eigenen oder fremden Eigentums	0	0	0	0	0	0	0	
11. Sexuelle körperliche Annährungsversuche	0	0	0	0	0	0	0	
12. Eindringen in fremde Räume/Liegen in fremden Betten	0	0	0	0	0	0	0	
13. Inadäquates (Anziehen) Ausziehen	0	0	0	0	0	0	0	(?)
14. Gefährdung durch das Weglaufen	0	0	0	0	0	0	0	
15. »Absichtliches« Fallen	0	0	0	0	0	0	0	(?)

Fortsetzung Skala siehe nächste Seite

VERHALTEN	nie 1	weniger als 1x pro Woche 2	1x oder 2x pro Woche 3	mehrmals wöchentlich 4	1x oder 2x täglich 5	mehrmals täglich 6	mehrmals in der Stunde 7	
A.								
16. Essen oder Trinken ungeeigneter Substanzen	0	0	0	0	0	0	0	(?)
17. Nahrungs-verweigerung	0	0	0	0	0	0	0	
18. Urinieren/ Einkoten in den Wohnräumen (nicht als Folge der Inkontinenz)	0	0	0	0	0	0	0	
19. Verstecken/ Verlegen und/oder Sammeln von Gegenständen (aus fremden Zimmern)	0	0	0	0	0	0	0	(?)
20. Ausführen von Manierismen, Klopfen, Klatschen usw.	0	0	0	0	0	0	0	
21. Intensive Beweglichkeit, extrem aufdringlich oder störend, verbal nicht beeinflussbar	0	0	0	0	0	0	0	(?)
22. Anhaltendes Schreien	0	0	0	0	0	0	0	
23. Abweichende Vokalisation (Fluchen, verbale Agressivität, wiederholte Fragen oder Klagen, ungewöhnliche geräuschproduktion wie Stöhnen oder eigenartiges Lachen usw.)	0	0	0	0	0	0	0	(?)
24. Gefährden anderer durch Fehlhandlungen (Zerren aus dem Bett durch die Bettgitter usw.)	0	0	0	0	0	0	0	(?)
25. Ständiges, nicht beeinflussbares Suchen nach Zuwendung oder Hilfe	0	0	0	0	0	0	0	

Freiheitsbeschränkende Maßnahmen

Bei einigen Bewohnern wird es nicht immer möglich sein, das Risiko eines Sturzes entscheidend zu verringern. Trotz aller Bemühungen werden sie stürzen. Hier ist es wichtig mit den Betroffenen und Angehörigen gemeinsam zu entscheiden, ob das Sturzrisiko in Kauf genommen werden soll. Dadurch wird erreicht, dass der Bewohner in der Lage ist, sich gemäß seinen Fähigkeiten ausreichend zu bewegen, um ein möglichst großes Maß an Unabhängigkeit zu bewahren. Chemische oder mechanische Bewegungseinschränkung darf nur dann eingesetzt werden, falls alle anderen Alternativen ausgeschöpft wurden. Länger andauernde mechanische und chemische »Ruhigstellung« führt zu einem Verlust der Muskulatur, zu einer Verschlechterung der Stabilität, zur Isolation und gelegentlich zu lebensbedrohlichen Komplikationen. Ein Bestandteil dieses Entscheidungsprozesses ist neben dem Gespräch mit den Beteiligten die Dokumentation des Gesprächsinhaltes. Gegebenenfalls kann auch schriftlich mit dem Bewohner oder den gesetzlichen Vertretern das Ergebnis dieser Besprechung festgehalten werden.

Bei einem Pflegeheim mit ca. 100 Bewohnern sollte unseres Erachtens der Anteil der Bewohnern, bei denen mechanische freiheitsbeschränkende Maßnahmen zum Einsatz kommen, unter 5% liegen. Alternativ sollte geprüft werden, ob im Rahmen von Neuanschaffungen Bettgitter zum Einsatz kommen, die als Halbgitter eine Transferhilfe ermöglichen. Der Einsatz von Bettgittern bei bewegungsfähigen Bewohnern erhöht das Sturzrisiko. Durch einen Sturz über ein Bettgitter ist häufig eine erhebliche Verletzung die Folge.

Selbstverständlich müssen alle freiheitsbeschränkenden Maßnahmen vom Vormundschaftsgericht genehmigt werden.

Möglicher Text einer Vereinbarung zur Vermeidung von bewegungseinschränkenden Maßnahmen:

Es ist das Ziel, das Einrichtungen ein möglichst großes Maß an Unabhängigkeit der Bewohner garantieren. Andererseits fühlen wir uns verpflichtet, Risiken zu vermeiden. Unter den besonderen Umständen kann nicht garantiert werden, dass der entsprechende Bewohner nicht stürzt und sich eine sturzbedingte Verletzung zuzieht.

Ich/wir ______________________________
Name

habe/n verstanden, dass

____
Name des Bewohners

besonders gefährdet ist, sich bei einem Sturz zu verletzen bzw. andere zu gefährden.
Ich/wir habe/haben verstanden, dass die folgenden Bemühungen unternommen werden mit dem Ziel, eine chemische oder mechanische freiheitsbeschränkende Maßnahme zu vermeiden.

Maßnahmen:

____

____

____

____

____

____

Datum, Unterschrift Bewohner/ gesetzlicher Vertreter

Datum, Unterschrift Mitarbeiter

Maßnahmen zur Prävention sturzbedingter hüftgelenksnaher Frakturen

Mehr als 90% der hüftgelenksnahen Frakturen resultieren aus einer direkten Krafteinwirkung auf die Hüftregion. Etwa 1% bis 2% der Stürze führen zu dieser folgenschweren Komplikation. Oft geht mit der Fraktur ein langfristiger Verlust der körperlichen Mobilität und der selbstständigen Lebensführung einher. Weniger als 50% erreichen nach der Fraktur ihre ursprüngliche Beweglichkeit zurück, rund 20% der Patienten werden dauerhaft pflegebedürftig und einige sterben leider auch.

Hüftprotektoren stellen bisher die einzige nichtmedikamentöse Maßnahme dar, die effektiv hüftgelenksnahe Frakturen verhindert.

Hüftprotektion

Hüftprotektoren sind Schutzschalen bzw. Polster, die seitlich in eine Fixationshose eingearbeitet sind mit dem Ziel, bei einem Sturzereignis den großen Rollhügel des Oberschenkelhalses mit möglichst wenig Kraft zu belasten – damit es zu keinem Bruch kommt.

Inzwischen liegen viele internationale Studienergebnisse vor, die den Nutzen von Hüftprotektoren belegen. Zumeist wurden sogenannte Hartschalen-Modelle verwendet. Große Projekte wurden unter anderem in Skandinavien und Deutschland durchgeführt, die Zahl hüftgelenksnaher Frakturen konnte dort etwa halbiert werden. Aber nicht alle Studien konnten eine effektive Verminderung der Hüftfrakturrate nachweisen. Die Ergebnisse dieser Untersuchungen belegen, dass die alleinige Bereitstellung von Hüftprotektoren ohne systematische Information und Motivation der pflegeabhängigen und teilweise kognitiv beeinträchtigten Bewohnern und ihrer Angehörigen keinen Nutzen verspricht. Hier bedarf es der beratenden sowie koordinierenden Tätigkeit von Pflegekräften. Die Trageakzeptanz war in allen Studien, die keine Verringerung der Frakturrate nachweisen konnten, gering.

Bei getragenem Hüftschutz liegt die Wirksamkeit bei über 90%. Die Erfahrungen der Ulmer und der Hamburger Forschungsgruppen belegen, wie wichtig eine strukturierte Information und Beratung Pflegender und Betroffener ist. Sie sind der Schlüssel zum Nutzen dieses Hilfsmittels.

Wirkmechanismus

Die Grundidee aller Hüftprotektor-Modelle ist die Minderung der bei einem Sturz einwirkenden Kraft auf den Hüftknochen (großer Rollhügel des Oberschenkels). Dies geschieht durch Energieumverteilung auf das umliegende Weichteilgewebe und/oder Energieabsorption (= direkte Energieaufnahme). Die Energie des Aufpralls wird so unter die sogenannte Frakturschwelle gesenkt.

Eingang in die praktische Regelversorgung mit Hüftprotektoren haben bisher Modelle mit Kunststoffschalen sowie Schaumstoffpolster gefunden. Mittlerweile sind etliche Hüftprotektor-Modelle frei verkäuflich. Weltweit gibt es über 15 verschiedene Modelle – und die Zahl neuer Anbieter wächst ständig. Für viele dieser Modelle liegt jedoch derzeit kein Wirksamkeitsnachweis auf Grundlage klinischer Untersuchungen vor. Andere Modelle sind nicht einmal auf ihre biomechanische Wirkung untersucht, die Mindestvoraussetzung, um zu belegen, dass das Produkt die Aufprallenergie soweit reduziert, dass die Hüfte nicht bricht. Bei der Auswahl eines bestimmten Produktes sollte daher darauf geachtet werden, dass neben der biomechanischen Testung möglichst ein klinischer Wirksamkeitsnachweis erbracht wurde.

Hüftprotektormodelle

Prinzipiell unterscheiden sich die Modelle nach Material, Anwenderfreundlichkeit, Haltbarkeit und Kosten. Die meisten Erfahrungen und Untersuchungen liegen bisher für den Safehip® Hüftprotektor vor, der in Dänemark entwickelt wurde und seit knapp 10 Jahren in Deutschland verfügbar ist.

Auf dem deutschen Markt erhältlich sind weiterhin die Produkte AHF-Hose, Hip Help™, Hips®, HipSaver®, KPH Hip Protector®, PD Care™ und Safety-Pants® – für diese Hüftprotektoren ist die Datenlage deutlich begrenzter, zum Teil liegen gar keine Ergebnisse aus klinischen Untersuchungen vor. Weitere Modelle existieren, sind aber auf dem deutschen Markt (noch) nicht generell erhältlich.

Prinzipiell lassen sich folgende Hüftprotektor-Modelle und Designs unterscheiden:

Protektorform

» Schalen-Protektoren (Energieumverteilung und -absorption),

» Polster-Protektoren (Energieabsorption),

» fest integrierte Protektoren,

» herausnehmbare Protektoren,

» waschbare Protektoren,

» nicht waschbare Protektoren.

Hosendesign

» Unisex-Modelle, aber auch spezielle Damen-Modelle (mit Dekor) und Herren Modelle (mit Eingriff),

» Konstruktion der Hose mit offenem Schritt (Toilettengang bzw. das Wechseln von Kontinenz-Einlagen erfolgt, ohne dass die Hose ausgezogen werden muss),

» Konstruktion der Hose mit Druckknöpfen, ähnlich wie bei einem Body (Toilettengang erfolgt, ohne dass die Hose ausgezogen werden muss),

» Farben: weiß, schwarz, haut,

» Größen: zumeist erfolgt das Angebot in den internationalen Größen: XS, S, M, L, XL, XXL. Umgerechnet auf die deutschen Konfektionsgrößen sind für Frauen in etwa die Größen 34 bis 56 erhältlich, für Männer die Größen 42 bis 64. Je nach Hersteller und Modell sind alle oder nur ein Teil dieser Größen erhältlich.

Sonderformen

» Gürteldesign (kann über oder unter der Kleidung getragen werden).

Akzeptanz des Hüftprotektors

Wie andere Hilfsmittel auch, benötigt der Hüftprotektor eine individuelle Beratung. Es hat sich gezeigt, dass eine strukturierte Beratung der Betroffenen und ihrer Angehörigen sowie die Abstimmung mit weiteren Therapeuten (Ärzte, Ergotherapeuten, Krankengymnasten und Sozialarbeiter) die Akzeptanz deutlich erhöht. Grundvoraussetzung für die beratende Tätigkeit ist die Schulung der Pflegekräfte selbst. Die Schulung der Pflegenden kann mit einem Zeitaufwand von etwa 1 Stunde durchgeführt werden. Hierzu kann z.B. das Hamburger Informationsprogramm »Für alle Fälle« (siehe Literaturverzeichnis) genutzt werden. Die individuelle Beratung der Betroffenen ist mit etwa 30 bis 45 Minuten, verteilt auf ein bis zwei Termine, zu veranschlagen. Zusätzlich bedarf es der Information und Motivation der Angehörigen. Die Rolle des (Haus)arztes ist es, den Hüftprotektor zu verordnen, oder zumindest, den Einsatz des Hilfsmittels zu unterstützen. Der Arzt ist oftmals gerade für ältere Menschen eine der wichtigsten Vertrauenspersonen.

Die Vorstellung und Information des Hüftschutzes sollte als Angebot verstanden werden. Eine mögliche Entscheidung gegen das Hilfsmittel ist zu akzeptieren, muss aber – falls möglich unter Nennung der Gründe – dokumentiert werden. Für nicht einwilligungsfähige, kognitiv beeinträchtigte Bewohner ist davon auszugehen, dass die Pflegenden gut beurteilen können, ob das Hilfsmittel von der betroffenen Person akzeptiert wird.

Motive und Bedenken von Bewohnern, Angehörigen und Pflegenden

Die Akzeptanz des Hüftprotektors in Alten- und Pflegeheimen ist wesentlich durch die Motivation und Kompetenz der Pflegenden bestimmt. Entscheidender Bestandteil einer Beratung von Betroffenen ist die Thematisierung der Barrieren der Akzeptanz, die zumeist auf einem Informationsdefizit beruhen.

Barrieren der Akzeptanz

Ästhetische Bedenken

- Befürchtung, dass der Hüftschutz sichtbar aufträgt und die Person somit als »sturzgefährdet« stigmatisiert wird.
- Vermutung, dass die Hosen nicht modisch genug sind.

Vermuteter mangelhafter Tragekomfort

- Befürchtung, dass ein Auflagedruck durch die Schalen besteht oder dass Bewegungs- und/oder Kleidungseinschränkungen durch zu dicke oder zu großflächige Polster vorliegen.
- Befürchtung, dass die Hüftschutzhose insbesondere im Sommer zu warm ist.
- Befürchtung, dass die Protektoren beim Liegen unbequem sind.

Vermutete Beeinträchtigung in der Selbstständigkeit

» Befürchtung, dass es Schwierigkeiten beim An- und Ausziehen der Hosen gibt, ein selbstständiger Toilettengang ggf. nicht möglich ist.

Aspekte der praktischen Handhabung

» Frage, ob eine Waschbarkeit mit herkömmlichen Verfahren möglich ist.

» Frage, ob die Nutzung von Kontinenz-Material weiterhin möglich ist.

» Frage nach der Anzahl der benötigten Protektorhosen sowie nach den Kosten.

» Frage nach der Waschbarkeit, u.a. mögliche Nutzung der externen Wäscherei.

Verdrängungs- und Bewältigungsstrategien von Bewohnern

» Der Betroffene schätzt sich subjektiv nicht als sturz-, und damit frakturgefährdet, ein. Dies betrifft auch Personen, die häufiger stürzen und/oder bereits eine Fraktur erlitten haben.

Aber nicht nur Ablehnungsgründe werden von Betroffenen angesprochen, auch gibt es Motive, den Hüftschutz ohne weiteres zu akzeptieren. Auch Pflegekräfte nennen explizite Gründe der (eigenen) Akzeptanz.

Motive der Akzeptanz

Erhöhtes Sicherheitsgefühl

» Betroffene berichten, dass sie sich durch das Tragen eines Hüftprotektors sicherer fühlen und weniger Angst haben.

» Betroffene trauen sich durch den Schutz mehr zu, die Mobilität wird gefördert.

» Pflegekräfte berichten ebenfalls, dass sie sich selbst sicherer fühlen, wenn die Bewohner den Protektor tragen.

Angenehmer Tragekomfort

» Betroffene berichten, dass die Hüftschutzhosen angenehm zu tragen sind.

» Betroffene berichten, dass die Hüftprotektoren nicht auftragen und somit andere Personen nicht erkennen, dass dieses Hilfsmittel genutzt wird.

» Betroffene berichten, die Hüftschutzhosen seien angenehm warm.

Neutralität

» Betroffene zeigen weder positiv noch negativ Resonanz, d.h. das Hilfsmittel wird akzeptiert, ohne dass es ablehnende Mechanismen oder explizit geäußerte Motive gibt, den Hüftschutz zu tragen.

» Betroffene haben sich nach anfänglicher Skepsis an das Hilfsmittel gewöhnt.

Pflegerischer Aufwand und Praktikabilität

» Entscheidend ist für die Pflegenden, dass Hüftprotektoren mittel- und langfristig zur Pflegeerleichterung beitragen können. Sie sind häufig eine wichtige Alternative zu bewegungseinschränkenden Maßnahmen. Pflegende sehen daher in der Verwendung der Hüftprotektoren keinen zusätzlichen Arbeitsaufwand.

» Pflegende empfinden die Protektoren als gut handhabbar (An- und Ausziehen, Nutzung bei Inkontinenz, Waschbarkeit).

Pflegerisches Engagement

» Eine pflegerische Zieldefinition im Rahmen der Sturz- und Frakturprävention lautet, die gesundheitlichen Ressourcen der sich in der letzten Lebensphase befindlichen älteren Menschen nicht durch einschneidende Einbußen wie einer hüftgelenksnahen Fraktur oder Immobilität zu gefährden. Auf Grundlage dieses Pflegeverständnisses nehmen Pflegende hier ihre Aufgabe als Initiatoren, Multiplikatoren und Informationsvermittler in einem multidisziplinären Netzwerk präventiv Tätiger wahr. Es stärkt die Pflege in ihrer Kompetenz, über ein präventives Hilfsmittel zur Verhütung schwerer Unfallfolgen, auch für Heimbewohner, zu verfügen.

Beratung und Information zur Hüftprotektion durch die Pflegenden

Grundlageninformation
Die positive Botschaft, die im Rahmen der Beratung vermittelt werden sollte, lautet: die Hüftfraktur ist durch ein einfaches Hilfsmittel vermeidbar. Die Bewohner sollen (weiterhin) aktiv sein oder werden. Der Hüftschutz unterstützt sie dabei, in dem er das Sicherheitsgefühl und die Mobilität erhöht.

Informationen über Stürze und Frakturen und die Möglichkeit ihrer Vermeidung sollten bei interessierten Bewohnern und Angehörigen gegeben werden. Zusätzlich können die individuellen Risiken, eine hüftgelenksnahe Fraktur zu erleiden sowie daraus resultierende Beeinträchtigungen, aufgezeigt werden.

Praktische Demonstration
Nach dieser erklärenden Einführung sollten Hüftprotektormodelle gezeigt werden, Argumente dafür und dagegen gesammelt und besprochen werden.

Als beratende Pflegekraft ist es gut, wenn man selbst bereits praktisch erfahren hat, worüber man informiert. Daher ist es sinnvoll, selbst einmal einen Hüftschutz für ein paar Minuten oder Stunden getragen zu haben: erst dann weiß man wirklich, worüber man spricht. Trägt der Pflegemitarbeiter selbst einen Hüftschutz während des Beratungsgesprächs, kann den Bewohnern gezeigt werden, dass das Tragen eines Protektors nicht sichtbar ist. Dem Argument, dass die Hüftschutzhosen auftragen und damit Außenstehenden sichtbar sind, kann so besonders gut entgegengewirkt werden.

Den Betroffenen sollte im Gespräch angeboten werden, zunächst nur für den Zeitraum des Beratungsgesprächs den Hüftprotektor anzuziehen und erst nach dieser ersten Erfahrung zu entscheiden, ob man den Hüftschutz tragen möchte oder nicht. Der schwierigste Moment für eine Akzeptanz ist oft der Schritt zwischen Information und erstem Anziehen. Personen, die sich bereit erklären, den Hüftprotektor zumindest für ein bis zwei Stunden auszuprobieren, haben zumeist die erste Schwelle der Nicht-Akzeptanz überschritten.

Sodann sollte mit dem Bewohner bzw. den Angehörigen besprochen werden, welches Modell für diese Person als geeignet erscheint (z.B. die Entscheidung herausnehmbare oder fest integrierte Protektoren).

Auswahl des Hüftprotektors
Relevant sind hier zunächst die Konfektionsgröße, Farbwunsch und Design (z.B. Hosen mit Eingriff für Männer). Der Vorteil von Modellen mit herausnehmbaren Protektoren ist, dass nur die Ersatzhosen zusätzlich erworben werden müssen, dies macht es in vielen Fällen preisgünstiger. Zu bedenken ist dabei, dass gewährleistet werden muss, dass die Protektoren auch wieder in die Wechselhose integriert werden. Auch sollte in der Einrichtung besprochen werden, wo diese losen Protektoren gelagert werden, damit es nicht zu einem Verlust oder der Suche nach den Schalen/Polstern kommt. Der Vorteil von Modellen mit fest integrierten Protektoren ist, dass weder die Pflegemitarbeiter noch die Betroffenen sich darum kümmern müssen, dass die Protektoren sich in den Hosen befinden. Auch bieten Modelle mit fest integrierten Protektoren die beste Garantie, dass keine Manipulation an den Protektoren stattfindet (z.B. durch dementiell erkrankte Bewohner, die Protektoren aus den Hosen entfernen).

Je nach Bewohnerwunsch oder pflegerischer Notwendigkeit sollte bedacht werden, ob das Hosenmaterial möglichst flexibel sein muss (z.B. für den selbstständigen Toilettengang) oder ob die Art des Hosenmaterials relevant ist (z.B. Höhe des Baumwollanteils). Wesentlicher Teil der pflegerischen Beratung und damit der pflegerischen Kompetenz ist es, das den Bedürfnissen des Betroffenen am besten gerecht werdende Modell zu identifizieren.

Kleingruppeninformation
Überlegenswert ist es ferner, ob die Information der Bewohner in Kleingruppen durchgeführt werden kann. Das spart Pflegezeit und führt zumeist zu anregenden Gesprächen unter den Beteiligten. Die Betroffenen nehmen so wahr, dass es weitere Bewohner gibt, die sturzgefährdet sind. Ein Austausch über Erfahrungen und Umgang mit diesem Syndrom ist möglich. Auch können Bewohner, die bereits einen Hüftprotektor tragen, weitere Bewohner zum Tragen motivieren.

Kognitiv beeinträchtigte Bewohner
Dementiell erkrankte Bewohner zeigen als Zielgruppe eine gute Akzeptanz – hier gilt es als Pflegekraft abzuschätzen, ob der Hüftprotektor akzeptiert wird. Weiterhin sind die Angehörigen bzw. der gesetzliche Betreuer in die Entscheidungsfindung mit einzubeziehen.

Bewohner mit begrenzt selbstständiger Lebensführung
Am kritischsten ist das Tragen für Bewohner, die mit Normalkleidung gerade noch in der Lage sind, sich selbstständig anzuziehen und die Toilette aufzusuchen. Hier droht eventuell ein Verlust der Selbstständigkeit beim Ankleiden und beim Toilettengang. Es muss sorgfältig abgewogen werden, und ist Teil der pflegerischen Kompetenz, ob der Gewinn an Sicherheit, den Verlust an Selbstständigkeit aufwiegt, Dies muss unbedingt mit den Bewohnern diskutiert werden. Hilfreich kann es hier sein, das An- und Ausziehen und den Toilettengang mit Hüftschutz verstärkt zu üben. Weiterhin ist zu überlegen, ob die Wahl eines bestimmten Hüftschutzmodells – z.B. sehr flexibles Hosenmaterial, Offenes- oder Body-Modell, Gürtel – eine Hilfestellung leistet und somit dieses Problem überwunden werden kann.

Bewohner mit Kontinenzproblemen
Das Tragen des Hüftschutzes ist auch bei vorliegender Inkontinenz problemlos möglich. Die Hüftschutzhose wird über das Kontinenzmaterial gezogen. Um Verschmutzungen zu vermeiden, empfiehlt es sich, den Hüftprotektor über der Unterhose oder sogar über der Strumpfhose zu tragen.

Nächtlicher Einsatz von Hüftprotektoren
Stürze ereignen sich Tag und Nacht, daher ist es prinzipiell sinnvoll, die Protektoren auch nachts zu tragen. Bei längerem Liegen auf der Seite kann es aber in einzelnen Fällen zu einem Druckgefühl kommen. Angeboten werden sollte der Hüftschutz nachts nur den Personen, bei denen eine nächtliche Sturzgefahr vermutet wird. Ist eine Akzeptanz des Hilfsmittel für die Nacht nicht zu erreichen, ist dies entsprechend zu dokumentieren. Der Hüftschutz sollte dann nur tagsüber angeboten werden.

Wenn Bewohner den Hüftprotektor auch nach einer intensiven Beratung und Information prinzipiell ablehnen, ist dies zu akzeptieren. Nach einem erneuten Sturz sollte das Angebot jedoch wiederholt werden.

Zahl der Protektoren

In der Regel sind drei bis fünf Hüftschutzhosen erforderlich. Insbesondere bei inkontinenten Bewohnern ist davon auszugehen, dass bis zu fünf Hüftschutzhosen benötigt werden. Bisweilen ist sogar ein Bedarf von mehr als fünf Hüftschutzhosen erforderlich, so z.B. bei Bewohnern mit Stuhlinkontinenz oder in großen stationären Einrichtungen mit externer Wäscherei und eine Rücklaufzeit von mehreren Tagen.

Bewährt hat sich die Installation eines Hüftprotektordepots pro Station oder Institution, aus dem eine kontinuierliche Versorgung gewährleistet ist. Weiterhin kann es sinnvoll sein, zunächst ein bis zwei Hosen für den Betroffenen zu erwerben, um die Akzeptanz und die Handhabung für die entsprechende Person zu testen – der Erwerb weiterer Hosen erfolgt dann nach dieser ersten Testphase. Nützlich ist es auch, wenn die Einrichtung zumindest einen Grundstock an Hüftprotektorhosen besitzt: um eben diesen ersten Akzeptanztest durchzuführen und als Anschauungsexemplar für die betroffenen Bewohner und deren Angehörige.

Ein denkbares Modell ist auch ein sogenanntes Leasing-Verfahren. Ähnlich wie beim Auto-Leasing besitzt die Institution einen Pool an Hüftprotektoren, die sie dann an die Betroffenen zu einer festzulegenden monatlichen Gebühr verleiht.

Wäsche

Hüftschutzhosen sind Maschinen waschbar und Trockner geeignet. Je nach Modell sind die Hosen mit oder ohne Protektor waschbar. Die meisten Hüftschutzhosen sind bei 60°C waschbar (dies ist hygienisch ausreichend) und im Wäschetrockner bei mittlerer Temperatur zu trocknen. Bei sachgemäßer Handhabung halten Hüftprotektoren etwa 100 bis 150 Waschzyklen. Bleichmittel sollten nicht verwendet werden, sie führen zu einer kürzeren Haltbarkeit des Materials. Verunreinigungen durch Urin sollten möglichst schnell ausgewaschen werden, da Harnsäure eine ätzende Wirkung hat.

Die Zusammenarbeit mit externen Wäschereien ist erfahrungsgemäß durch die langen Rücklaufzeiten ein Problem. Wird für die Reinigung der Hüftschutzhosen eine externe Wäscherei genutzt, ist sicherzustellen, dass die Protektorhosen in einem Wäschebeutel in der Industriewaschmaschine gereinigt werden und nicht in den sogenannten Waschstraße der externen Wäscherei. In den Waschstraßen erfolgt der Schleudervorgang entweder in Hochdruckschleudern oder durch Pressdruck, dies führt zu einem vorzeigen Verschleiß oder sogar zur Zerstörung von (fest integrierten) Hüftprotektoren.

Weitere Aspekte

Durch den erbrachten Wirksamkeitsnachweis von Hüftprotektoren werden auch Fragen zu haftungsrechtlichen Gesichtspunkten von Alten- und Pflegeheimen aufgeworfen. Durch den extrem hohen Wirkungsgrad von über 90% sollten sturzgefährdete Bewohner auf jeden Fall über die Möglichkeit des Hüftprotektors informiert werden. Nach derzeitigem rechtlichen Stand besteht mindestens eine Informationspflicht. Einem Urteil des Landesgerichts Berlin vom 24.7.2003 (Az. 31 O 17/03) nach, sind Heime sogar verpflichtet, moderne Hilfsmittel, wie etwa Hüftprotektoren, zum Schutz der Bewohner vor Verletzungen einzusetzen und vorzuhalten. Hüftprotektoren sollten allen Bewohnern mit einem erheblichen Sturzrisiko oder nach einem Sturz (ggf. erneut) angeboten werden. Eine mögliche Ablehnung des Hilfsmittels durch den Bewohner (nach intensiver Beratung und Information) oder die fehlenden Möglichkeit die Protektoren zu finanzieren, kann ein Grund sein, Hüftschutzhosen nicht einzusetzen. Die Durchführung der Beratung zum Hüftschutz ist ebenso zu dokumentieren wie Gründe der Nichtakzeptanz sowie pflegerische Entscheidungen, den Hüftprotektor in bestimmten Fällen nicht einzusetzen.

Im Rahmen der Sorgfaltspflicht müssen Pflegefachkräfte und Heime jedoch den aktuellen Stand der Pflege und der Medizin sicherstellen. Erleidet ein Hochrisikopatient eine hüftgelenksnahe Fraktur und kann nicht zumindest die Information und Beratung über Hüftprotektoren nachgewiesen werden, könnte das Heim im Schadenfall haftbar gemacht werden.

Erstattungsfähigkeit

Die Erstattungsfähigkeit ist derzeit vielerorts noch nicht gegeben. Hüftprotektoren sind bislang noch nicht im Hilfsmittelverzeichnis der Gesetzlichen Krankenkassen aufgenommen. Dennoch ist es sinnvoll, sich mit der jeweiligen Krankenkasse in Verbindung zu setzen und die Möglichkeit einer Einzelfallerstattung abzustimmen. Das Sozialgericht Köln hat 1999 per Gerichtsbeschluss verfügt, dass das individuelle Recht des Einzelnen gemäß Sozialgesetzbuch (SGB) V höherrangig als die Regelung von Massenentscheidungen einzustufen ist (= Einzelfallentscheidung). Für eine Einzelfallentscheidung »Hüftprotektion« bedarf es eines ärztlichen Attests mit spezifischem Bezug auf die Sturzanamnese des Patienten und der daraus resultierenden Frakturgefahr. Als einzige Gesetzliche Krankenkasse bezahlt bisher die Hamburg Münchener Krankenkasse sturzgefährdeten älteren Menschen Hüftprotektoren.

In verschiedenen anderen europäischen Ländern erstatten die Krankenkassen Protektoren, so dass es wahrscheinlich eine Frage der Zeit ist, wann dies in Deutschland durchgesetzt werden kann. Im Zweifelsfall kann ein Rat über die Hersteller bzw. Importeure eingeholt werden.

Was macht eine erfolgreiche Umsetzung wahrscheinlich?

Ob es eine Institution und damit die Pflegemitarbeiter schaffen, den Hüftprotektor in die Regelversorgung der Einrichtung zu integrieren, hängt vom Zusammenspiel vieler Faktoren ab. Leider gibt es keine einzelnen Punkte, die eine Akzeptanz oder Nicht-Akzeptanz bei einer Bewohnerin bzw. einem Bewohner vorhersagen lassen.

Insgesamt kommt die Akzeptanz-Forschung jedoch zu einem erstaunlichen Schluss: Nicht nur einzelne bewohnerbezogene Faktoren sind für eine erfolgreiche Einführung relevant, sondern die Einrichtung selbst scheint ein wichtiger Schlüssel zum Erfolg zu sein. Je mehr Erfahrung und Engagement ein Alten- und Pflegeheim in der Versorgung mit Hüftprotektoren hat und umso mehr Bewohner bereits einen Hüftschutz tragen, desto besser ist die Akzeptanz der Nutzung von Hüftprotektoren und desto besser gelingt das Management dieses Hilfsmittels. Unklar ist derzeit noch, welche Mechanismen in einer Institution dafür sorgen, vermutet wird jedoch, dass es sich um pflegerisches Fachwissen und Begeisterungsfähigkeit handelt.

Quelle: Rölke Pharma Hamburg

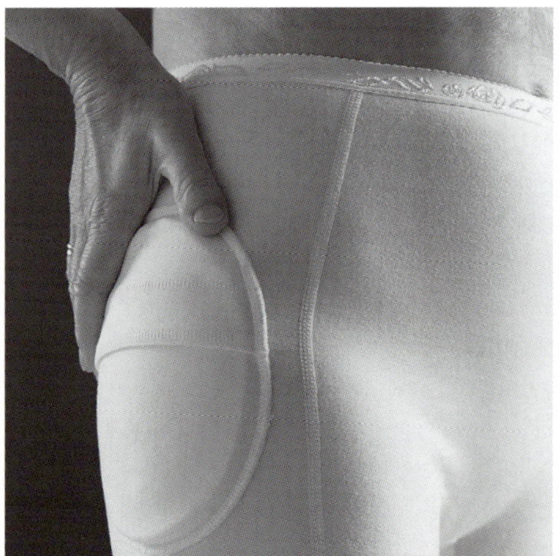

Hüftprotektor, Modell mit Hartschale

Hüftprotektor, Modell mit Soft-Pads

Bettalarmsysteme/allgemeiner Personenruf

Zu den unterstützenden Hilfsmitteln im Rahmen der Sturzprävention zählen so genannte Bettalarm- und Personenrufsysteme. Ihr Einsatz sollte im Verbund mit anderen sturzpräventiven Maßnahmen (multifaktorielle Interventionen) insbesondere geprüft werden bei:

- sehr unruhigen Bewohnern, die nachts häufig aufstehen und potentiell eine Unterstützung dabei brauchen;
- Bewohnern, die nachts häufig die Toilette aufsuchen;
- Bewohnern, bei denen frühere Stürze aus dem Bett oder aber Stürze im Zimmer bzw. auf der Toilette kurz nach Verlassen des Bettes bekannt sind.

Bettalarmsysteme sind eine Art »Frühwarnsystem« und machen das Pflegepersonal darauf aufmerksam, dass ein Bewohner der Unterstützung bedarf, das Bett verlässt bzw. verlassen hat. Diese Alarmsysteme dienen der Reduktion der Sturzgefahr und unterstützen die Pflege in der kurzfristigen sowie schnellen Hilfe bei soeben gestürzten Bewohnern. Auch die Nutzung von bewegungseinschränkenden Maßnahmen, deren Einsatz in vielen Fällen mit dem Wunsch der Sturzvermeidung erfolgt, kann durch die Anwendung von Bettalarmsystemen vermindert werden.

Patientenruf/Klingel

Rufsysteme bedürfen der aktiven Beteiligung der Betroffenen. Multimorbide, sturzgefährdete Bewohner sind jedoch zumeist nicht selbstständig in der Lage oder sind nicht bereit, sich beim betreuenden Personal mittels Klingel/Rufsystem selbst zu melden.

Sensor am Körper des Patienten/Falldetektor

Am Körper befestigte Sensoren reagieren auf eine veränderte Körperstellung. Falldetektoren sollen einen Sturz (d.h. eine Positionsveränderung mit anschließendem Aufprall) sowohl aus einer aufrechten als auch aus der liegenden Position erkennen. Am Körper befestigte Signalsysteme können insbesondere bei dementiell erkrankten Menschen jedoch zu Unruhe führen. Das Ziel dieser Systeme liegt in der schnellen Hilfe nach einem Sturz und primär nicht in der Sturzvermeidung. Es ist zu beachten, dass beim Anbringen von Sensoren am Körper bzw. an der Bekleidung von Bewohnern eine Einwilligung erforderlich ist.

Bewegungsmelder

Bewegungsmelder unterteilen sich in Lichtschrankensysteme (optische Sensoren) und druck- bzw. bewegungsempfindliche Sensorsysteme, die im oder vor dem Bett angebracht werden. Diese Systeme haben den Vorteil, dass sie ohne aktive Beteiligung des Betroffenen ausgelöst werden.

Die Bewegungsmelder sind zumeist so konzipiert, dass die Pflegekraft ein Signal im Stationszimmer erhält, sobald ein Bewohner das Bett verlässt bzw. verlassen hat.

Lichtschrankensysteme

Die Funktionsweise basiert auf optischen Sensoren (Infrarot), die parallel zum Pflegebett geführt werden. Sobald der für das Auge nicht wahrnehmbare Infrarotstrahl unterbrochen wird, erfolgt der Alarm über ein Empfängerteil, das zumeist an die Rufanlage angeschlossen wird.

Optische Sensoren haben sich in der Praxis nur bedingt bewährt. Problematisch werden von Pflegenden die Anzahl falsch-positiver Alarme genannt. Diese unnötigen Alarme (d.h. das Gerät gibt Alarm, obwohl der Patient bzw. Bewohner nicht aufgestanden ist) können zu einer Mehrbelastung der Pflegekräfte führen.

Berührungs- und bewegungsempfindliche Sensorsysteme

Ganz prinzipiell bestehen diese Alarmgeräte aus einer Kontrolleinheit (Signalvorrichtung) und einem Sensor (in Form einer Matte oder Folie). Auch hier wird der Alarm dann über das bestehende Notrufsystem ausgelöst. Eine direkte Meldung an eine einprogrammierte Telefonnummer über das GSM-Netz ist jedoch auch möglich.

a) *Berührungsempfindliche Sensormatten* werden zumeist auf dem Fußboden vor dem Bett des Sturzgefährdeten angebracht. Der Fußbodensensor erkennt und registriert den Druck und die Bewegung, sobald eine Person die Matte berührt oder betritt und der Sensor belastet wird. D.h. das Pflegepersonal erhält einen Ruf, sobald der Patient im Begriff ist, das Bett zu verlassen und mit den Füßen die Sensormatte berührt. Das Signal über die Rufanlage erfolgt zeitgleich mit der Berührung des Sensors, also ohne zeitliche Verzögerung. Bisherige Erfahrungen und Untersuchungen zeigen, dass es nicht bzw. selten zu fälschlich ausgelösten Alarmen kommt (Praxistest z.B. mit dem abgebildeten Modell Safefloor™).

b) *Bewegungsempfindliche Sensorsysteme,* die unter die Matratze gelegt werden: Der Sensor erkennt geringste Bewegungen der auf dem Bett sitzenden oder liegenden Person. Registriert der Sensor keine Bewegung mehr, meldet die Kontrolleinheit, dass die Person das Bett verlassen hat. Manche Systeme bieten die Möglichkeit, einen zeitverzögerten Alarm von bis zu 90 Minuten einzustellen (u.a. das abgebildete Modell Safebed™). Diese Funktion ermöglicht dem Bewohner eine Abwesenheit aus dem Bett, z.B. um auf die Toilette zu gehen, ohne dass das Pflegepersonal mit einem unnötigen Alarm belastet wird. Es muss jedoch im Einzelfall entschieden werden, ob ein Gang ohne Unterstützung durch eine Pflegekraft für den Bewohner gewünscht ist. Bei der Nutzung von Wechseldruckmatratzen ist der Einsatz von Sensoren innerhalb des Bettes nicht möglich.

Prinzipiell sollten bei der Auswahl eines geeigneten Alarmsystems folgende Kriterien geprüft werden:

- Wirksamkeit: Hat sich das System in der Praxis bereits bewährt (d.h. liegen dokumentierte Praxistests oder Studien vor) und ist es praktikabel?
- Fehlalarme: Es sollten keine bzw. möglichst wenig Fehlalarme ausgelöst werden. Dies schließt sowohl falsch-positive (Alarm ertönt, obwohl Bewohner gar nicht im Aufstehen begriffen ist) als auch falsch-negative Alarme (Alarm ertönt nicht, obwohl der Patient aufgestanden ist) ein.
- Benutzerfreundlichkeit: Ist die Installation, Handhabung und Wartung des Gerätes einfach und verständlich?
- Funktionsfähigkeit: Besteht eine adäquate Garantiezeit? Besitzt das Gerät ein CE-Zeichen? Wird technischer Support angeboten?
- Einsatzbereiche: Soll das Gerät in eine bestehende Lichtrufanlage integriert oder autark mittels eines Alarms auf ein beliebiges Telefon betrieben werden?

» Qualitätsmanagement: Das Gerät sollte weder ein Hindernis für die Pflege, noch für die Bewohner und ihre Angehörigen darstellen.

Sensorsysteme können die Wahrscheinlichkeit eines Sturzes vermindern, indem das Pflegepersonal frühzeitig alarmiert wird und entsprechende Hilfestellungen leisten kann. Rettungszeiten nach einem Sturz werden verkürzt. Auch (nächtliche) Kontrollgänge des Pflegepersonals können reduziert werden, dadurch wird zusätzlich eine bessere Nachtruhe von Bewohnern ermöglicht. Gleichzeitig wird die Bewegungsfreiheit und Autonomie der Betroffenen gewährleistet.

Aktuell wird in den drei Bundesländern Baden-Württemberg, Bayern und Sachsen das ReduFix-Projekt durchgeführt. In über 50 Altenpflegeeinrichtungen wird untersucht, inwieweit durch dieses technische Hilfsmittel – in Kombination mit anderen Hilfsmitteln der Sturz- und Frakturprävention sowie Schulung der Mitarbeiter – eine Herabsetzung der körpernahen Fixierungen erreicht werden kann, ohne dabei die Verletzungsgefahr zu erhöhen.

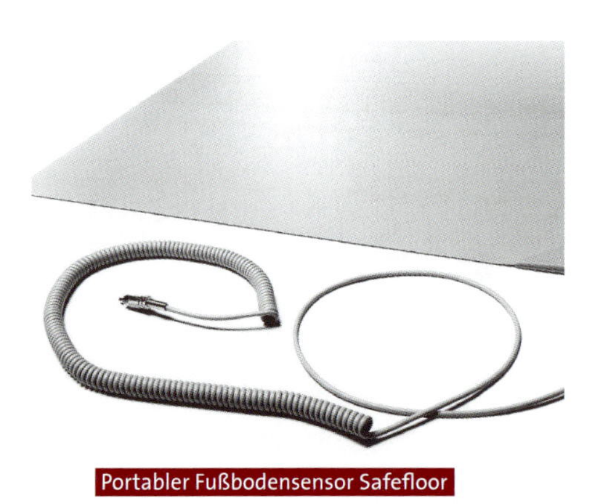

Portabler Fußbodensensor Safefloor

Quelle: Rölke Pharma Hamburg

Bettsensor Safebed

Kooperation mit Hausärzten

Bereits im Abschnitt Psychoparmaka wurde auf die Bedeutung des Dialogs der Pflegenden mit dem Hausarzt hingewiesen. In der Regel ist der Hausarzt nicht in der Lage, die Verhaltensauffälligkeiten der Bewohner selber zu beobachten, sondern ist auf die Mitteilung der Mitarbeiter angewiesen. Im Berliner Modell zur Überprüfung neuer Versorgungsformen von Heimbewohnern hat sich gezeigt, dass durch hausärztliche Visiten und eine Teilnahme an einer Teamkonferenz eine Verbesserung der Versorgungsqualität erreicht werden kann.

Es ist in jeder Einrichtung zu überprüfen, wie eine gemeinsame Visite bei den Bewohnern durchgeführt werden kann. In dieser Visite sollten regelmäßig auch Sturzrisiken diskutiert werden. Zur adäquaten Versorgung gehört eine regelmäßige augenärztliche Untersuchung, die Überprüfung der Medikamente und deren Dosierungen, die Ermutigung des Bewohners zur Teilnahme an Bewegungsprogrammen und anderen sturzpräventiven Maßnahmen. Nach wie vor ist für die meisten Bewohner der Hausarzt die medizinische Vertrauensperson und der wichtigste Ratgeber. Dieses positive Potential sollte immer genutzt werden. Gemeinsame Planungen sollten in der Dokumentation festgehalten und regelmäßig überprüft werden.

Für gehfähige Bewohner von Alten- und Pflegeheimen ist mittlerweile gesichert, dass die Gabe von Vitamin D und Calcium als Nahrungsergänzung bei den gehfähigen Bewohnern sinnvoll ist. In der Güterabwägung gibt es sicherlich Situationen worauf hierauf verzichtet werden kann und sollte. Beispielsweise gehören hierzu Palliativsituationen. Ansonsten aber gilt, dass aufgrund der Hautatrophie, der geringeren Sonnenexposition und auch aufgrund des häufig mangelnden Appetites bei praktisch allen Personen, insbesondere in der kalten Jahreszeit, ein Vitamin D-Mangel vorhanden ist.

Nationaler Expertenstandard Sturzprophylaxe

Bedeutung für Pflegeheime

Expertenstandards haben sich in den vergangenen Jahren zu wichtigen Werkzeugen für die Qualitätssicherung im Gesundheitswesen entwickelt. Dies wird vor allem an der zunehmenden Akzeptanz in den Einrichtungen deutlich. Mit der wachsenden Bedeutung dieser Standards steigt auch der Anspruch an die Heime, die Vorgaben entsprechend umzusetzen. Der folgende Abschnitt befasst sich mit der Bedeutung des Expertenstandards Sturzprophylaxe in der Pflege und zeigt Umsetzungsmöglichkeiten im Alltag auf.

Inhalt des Expertenstandards

Der Standard unterscheidet nicht zwischen Pflegeheimen, Krankenhäusern oder der ambulanten Pflege. Deshalb sind die Standardaussagen allgemein gehalten und müssen den jeweiligen Gegebenheiten angepasst werden. Die Standardaussage lautet: Jeder Bewohner mit einem erhöhten Sturzrisiko erhält eine Sturzprophylaxe, die Stürze verhindert oder Sturzfolgen minimiert. Begründet wird dies durch die Möglichkeit, dass durch rechtzeitige Einschätzung der individuellen Risikofaktoren, eine systematische Sturzerfassung, Information und Beratung von Bewohnern und Angehörigen sowie gemeinsame Maßnahmenplanung und Durchführung eine sichere Mobilität gefördert werden kann.

Im Expertenstandard werden sechs Kernaussagen getroffen, die zum einen die Pflegefachkraft, zum anderen die Einrichtung betreffen. Es ist die Aufgabe jeder Einrichtung, diese Aussagen auf die jeweilige Situation anzupassen. Die erste Ebene des Standards betrifft die Einschätzung des Sturzrisikos durch die Pflegefachkraft. Diese hat unmittelbar, das heißt »zu Beginn des pflegerischen Auftrags« zu erfolgen und muss nach einem Sturz oder bei offensichtlichen Veränderungen wiederholt werden. Die Erfassung des Risikos muss die wesentlichen Sturzrisikofaktoren zur Grundlage haben. Die im Kapitel »Die Einschätzung des Sturzrisikos« ab Seite 13 gegebenen Hinweise erfüllen die Anforderungen des Expertenstandards. Hinzu zu fügen ist lediglich ein zeitlicher Aspekt, nämlich das die Einschätzung des Sturzrisikos möglichst früh erfolgen soll.

Die zweite Ebene beschreibt die Notwendigkeit einer guten Beratung der Bewohner und deren Angehöriger in Bezug auf die festgestellten Sturzrisikofaktoren und den entsprechenden Interventionen. Voraussetzung hierfür ist, dass die Pflegefachkraft die wirksamen Interventionen kennt (dritte Ebene) und diese in der Einrichtung auch vorhanden sind bzw. den Bewohnern ein Zugang ermöglicht wird (vierte Ebene). Dies wird ab Seite 21 im Abschnitt »Sturzverhütung« entsprechend beschrieben.

Die Aussage der vierten Ebene ist: »Die Einrichtung ermöglicht zielgruppenspezifische Angebote und gewährleistet geeignete räumliche und technische Voraussetzungen sowie Hilfsmittel für einen sichere Mobilität«. Welche Maßnahmen für die Zielgruppe Pflegeheimbewohner geeignet sind, steht ab Seite 21 im Abschnitt: »Zielvorgaben und pflegerische Maßnahmen«, sowie ausführlicher ab Seite 69 in »Übungen und Anleitungen«.

Als in Einrichtungen der stationären Altenhilfe besonders erfolgreich hat sich die Bündelung mehrerer Maßnahmen zu sogenannten multifaktoriellen Programmen erwiesen. Diese beinhalten mindestens die Schulung der Mitarbeiter, das Anbieten von Trainingsgruppen zur Verbesserung von Kraft und Balance sowie die Modifizierung der Räumlichkeiten und den Einsatz von Hüftprotektoren. Auf welche Dinge bei der Anpassung der Umgebung sowie beim Einsatz von Hilfsmitteln besonderes Augenmerk zu legen ist, kann in den Abschnitten »Hilfsmittelempfehlungen« (Seite 30) und »Architektonische Gestaltung« (ab Seite 33) nachgelesen werden.

In der fünften und sechsten Ebene wird von der Einrichtung eine gute interne Kommunikation gefordert. Es muss gesichert sein, dass alle mit der Versorgung des Bewohners betrauten Mitarbeiter über das Sturzrisiko informiert sind und wissen, wie damit umgegangen werden soll. Von der Pflegefachkraft wird gefordert, dass Sturzereignisse systematisch dokumentiert werden, damit sowohl Rückschlüsse für den betroffenen Bewohner als auch für die gesamte Einrichtung getroffen werden können. Ein Beispiel für die Dokumentation eines Sturzes ist auf Seite 20 dargestellt.

Es ist wichtig zu betonen, dass der Expertenstandard Sturzprophylaxe in der Pflege das Ziel der Erhaltung beziehungsweise der Wiederherstellung der Mobilität höher bewertet als den Versuch, Stürze durch eine Einschränkung der Bewegungsfreiheit zu verhindern. Insofern ist es sinnvoll, dass im Standard ausdrücklich gesagt wird, dass nicht jeder Sturz verhinderbar ist.

Konsequenzen des Expertenstandards

Welche Folgen hat die Umsetzung des Expertenstandard für eine Pflegefachkraft, was sind die entstehenden Forderungen? Diese lassen sich in zwei Ebenen darstellen.

WISSEN	WAS IST ZU TUN?
Risikofaktoren	Risikoeinschätzung
Wie berate ich?	Information (Bewohner, Angehörige)
Wirksame Interventionen	Maßnahmenplan erstellen
Wie dokumentiere ich?	Gezielte Interventionen Dokumentation

Für die Einrichtung bedeutet der Expertenstandard, dass die Pflegefachkräfte bei der Umsetzung unterstützt, beziehungsweise dazu in die Lage gesetzt werden. Insbesondere sollten Kraft- und Gleichgewichtstrainingsgruppen ermöglicht werden.

Des Weiteren ist eine ausreichende Schulung aller Mitarbeiter zur Sturzprävention anzubieten. Die Strukturen für eine gute Kommunikation zwischen den einzelnen Berufsgruppen, auch mit denen außerhalb der Einrichtung (Hausärzte!) sind zu schaffen. Von großer Bedeutung ist die Unterstützung der Einrichtungsleitung für die Pflegefachkräfte bei der Beratung zur Verwendung von Hüftprotektoren. Diese Unterstützung sollte zumindest so weit gehen, dass in der Einrichtung Protektoren vorhanden sind, die interessierten Bewohnern ermöglichen, diese eine gewisse Zeit (mindestens 4 bis 6 Stunden) zur Probe zu tragen, um sich danach zu entscheiden.

Übungen und Anleitungen

Neben den Übungen zur allgemeinen Aktivierung, die vom Pflegepersonal angeleitet werden können, finden Sie auf den folgenden Seiten eine Anleitung zum Krafttraining für ältere Menschen und eine Anleitung zum Gleichgewichtstraining für ältere Menschen. Diese enthalten das jeweilige theoretische Hintergrundwissen und praktische Übungen.

Hinweis: Die Informationen und Übungen der folgenden Kapitel sind sorgfältig erwogen und geprüft. Dennoch kann eine Garantie nicht übernommen werden. Eine Haftung für Personen, Sach- und Vermögensschäden ist ausgeschlossen.

Übungen zur allgemeinen Aktivierung

Die Übungen sollen (vom Pflegepersonal angeleitet) jeweils 10 mal wiederholt werden. Es soll abwechselnd mit den Armen und Beinen geübt werden.

Ausgangsposition: auf einem Stuhl aufrecht sitzend, ohne anzulehnen

- abwechselnd ein Bein strecken und dabei den Fuß heben und wieder beugen und absetzen,
- abwechselnd ein Bein mit der Ferse am Boden nach vorne strecken und wieder zurücksetzen,
- abwechselnd ein Bein mit dem Knie in Richtung Brust anheben und wieder absetzen,
- abwechselnd ein Bein mit dem Knie in Richtung Brust anheben und wieder absetzen, aber die Hände fassen dabei das Bein und unterstützen die Bewegung,
- abwechselnd die Fußspitzen und die Fersen anheben und wieder senken,
- abwechselnd eine Ferse weit entfernt aufstellen und mit Druck gegen den Boden wieder zurückziehen,
- beide Hände möglichst gerade nach oben strecken und wieder senken,

- beide Hände abwechselnd möglichst gerade nach oben strecken und wieder senken,
- beide Hände von der Brust möglichst waagerecht zur Seite führen (Fensterläden öffnen),
- beide Arme seitlich auf und ab bewegen (fliegen wie ein Vogel),
- mit beiden Händen die Stuhllehne fassen, das Gesäß leicht anheben und langsam wieder absetzen.

Auf einem Stuhl im Abstand von einer Armlänge vor einem Tisch sitzen

- aufstehen (am Tisch halten, wenn nötig) und wieder hinsetzen,
- aufstehen, am Tisch halten und auf der Stelle gehen,
- aufstehen, am Tisch halten, auf die Fußspitzen nach oben drücken und langsam wieder senken,
- aufstehen, am Tisch halten, abwechselnd einen Schritt nach links gehen und einen Schritt nach rechts gehen.

Übungen, Anleitungen und Tipps für das Gleichgewichtstraining in der Gruppe

Basiswissen

Wie oft sollten die Bewohner üben?
Das Gleichgewichtstraining können Sie zwei- bis dreimal pro Woche etwa 15 bis 20 Minuten mit den Bewohnern durchführen. Zwischen den Trainingstagen sollten die Bewohner ein bis zwei Tage Pause machen. Jede einzelne Übung sollte etwa 30 Sekunden durchgeführt werden, sofern es bei der Beschreibung der Übung nicht anders angegeben ist. Diese Zeit kann man schätzen. Es darf auch etwas weniger oder mehr sein, Sie brauchen nicht mitzuzählen.

Welche Übungen sollten ausgewählt werden?
Innerhalb der Übungsgruppen (Übungen im Stand, Gehvariationen, Übungen mit dem Luftballon, Übungen mit Schnur, Übungen mit Handtuch, Übungen mit Zeitung) werden die Übungen immer schwieriger. Die Bewohner sollten

in jeder Übungsgruppe mit den einfachen Übungen beginnen. Die Schwierigkeit wird dann langsam gesteigert. Später kann dann auch mit schwereren Übungen begonnen werden.

Wenn Sie merken, dass eine Übung für die Bewohner zu einfach ist, sollten Sie diese in einer schwierigeren Variation üben lassen, oder eine andere Übung auswählen. Die Bewohner sollten sich nur festhalten, wenn es wirklich nötig ist. **Das Gleichgewicht der Teilnehmer wird sich nur verbessern, wenn die Übungen als schwierig empfunden werden.** Wählen Sie so viele Übungen aus, dass die Bewohner insgesamt 15 bis 20 Minuten üben. Die Bewohner können dabei auch die gleiche Übung mehrmals ausführen. Die Bewohner müssen nicht in einer Übungseinheit alle Übungen durchführen.

Jede neue Übung ist mit einem Punkt (•) gekennzeichnet. Variationen dieser Übung, die die Übung schwieriger machen sind mit einem oder mehreren Sternen (+) gekennzeichnet.

Welche Sicherheitsvorkehrungen müssen getroffen werden?
Um ausreichend Sicherheit während der Übungen zu gewährleisten, achten Sie darauf, dass immer eine Möglichkeit zum Festhalten (Stuhl, Helfer) in der Nähe ist. Die Bewohner sollen alle Übungen mit festem Schuhwerk durchführen. Einzelne Übungen können auch zusätzlich ohne Schuhe durchgeführt werden. Dies ist dann vermerkt. Übungen dürfen aber nicht auf Socken durchgeführt werden, da sonst erhöhte Rutschgefahr besteht.

Falls während der Übungen Schmerzen auftreten, sollten die Bewohner diese Übung sofort beenden. Die Bewohner sollten versuchen bei allen Übungen ruhig weiterzuatmen, es sei denn, es ist in der Übungsbeschreibung anders beschrieben.

Führen Sie für die Gruppe ein Trainingsprotokoll!
Tragen Sie in das Trainingsprotokoll das Datum des Tages ein, an dem die Gruppe trainiert hat und notieren Sie außerdem die Übungsgruppe mit der Sie sich beschäftigt haben. So erhalten Sie einen Überblick darüber, was die Bewohner trainiert haben.

Beispiel:
Station: IV A

Übungen

Übungen im Stand

Viele der hier beschriebenen Übungen können Sie mit den Bewohnern in Kreisform, jeweils hinter einem Stuhl stehend durchführen. Der Halt durch die Stuhllehne kann auch dadurch ersetzt werden, dass sich alle im Kreis an den Händen fassen.

Übungen im offenen Stand

- Der Bewohner stellt sich mit leicht gegrätschten Beinen so hin, dass er sich an einer Stuhllehne halten kann. Er verlagert das Gewicht von einem Fuß auf den anderen. Der Bewohner versucht, die Be- und Entlastung der Füße zu spüren.

✢ Der Bewohner versucht, die Hand vom Stuhl zu lösen.

✢✢ Der Bewohner schließt bei dieser Übung die Augen.

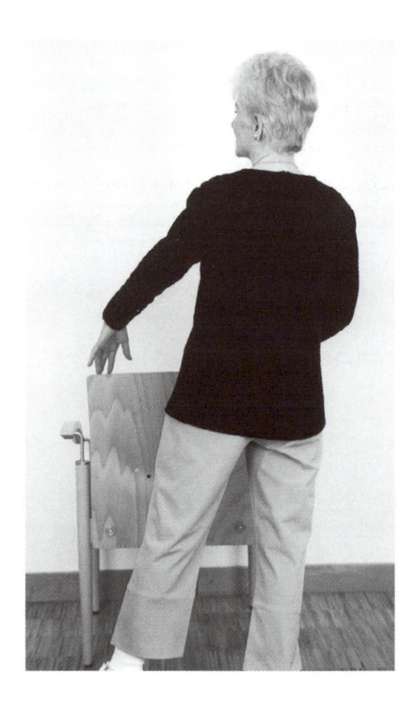

- Der Bewohner stellt sich in eine leichte Schrittstellung seitlich zum Stuhl oder zwischen zwei Stühle. Das Gewicht wird im Wechsel zur Fußspitze und zur Ferse verlagert. Der Bewohner versucht zu spüren, wie der Druckpunkt zur Fußspitze und zur Ferse wandert.

  + Der Bewohner versucht die Hand vom Stuhl zu lösen.

  ++ Der Bewohner schließt bei dieser Übung die Augen.

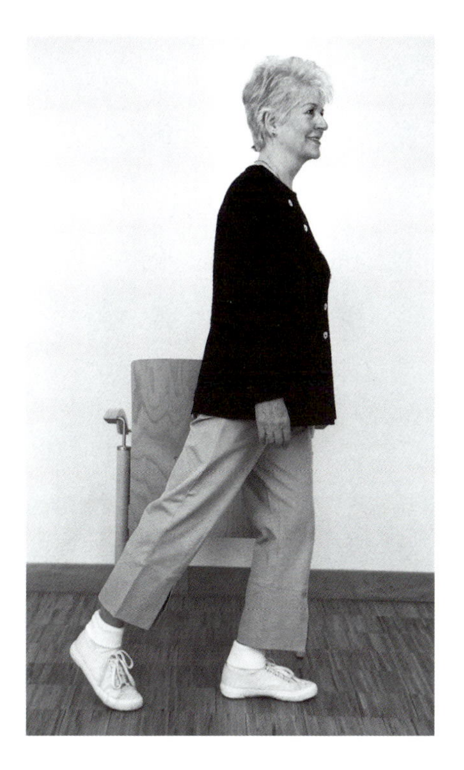

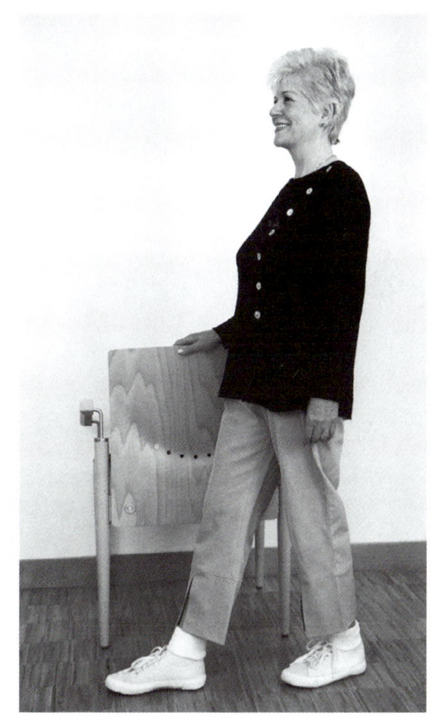

Übungen im geschlossenen Stand

- Der Bewohner stellt sich so hin, dass sich seine Fußspitzen und seine Fersen berühren. Zur Sicherheit sollte ein Stuhl oder ein Therapeut in der Nähe sein. Wenn der Bewohner sich sicher fühlt, kann er die Hand nur leicht auflegen oder sogar frei stehen. Der Bewohner verlagert das Gewicht vom rechten auf den linken Fuß und wieder zurück. Er versucht die Be- und Entlastung der Füße zu spüren.

  + Der Bewohner schließt bei dieser Übung die Augen (nur mit Festhalten!).

- Der Bewohner verlagert das Gewicht mit offenen Augen zur Fußspitze und zur Ferse. Er versucht zu spüren, wie der Druckpunkt zur Fußspitze und zur Ferse wandert.

  ++ Der Bewohner schließt bei dieser Übung die Augen (nur mit Festhalten!).

Alle bisher beschriebenen Übungen im Stand können auch ohne Schuhe durchgeführt werden!

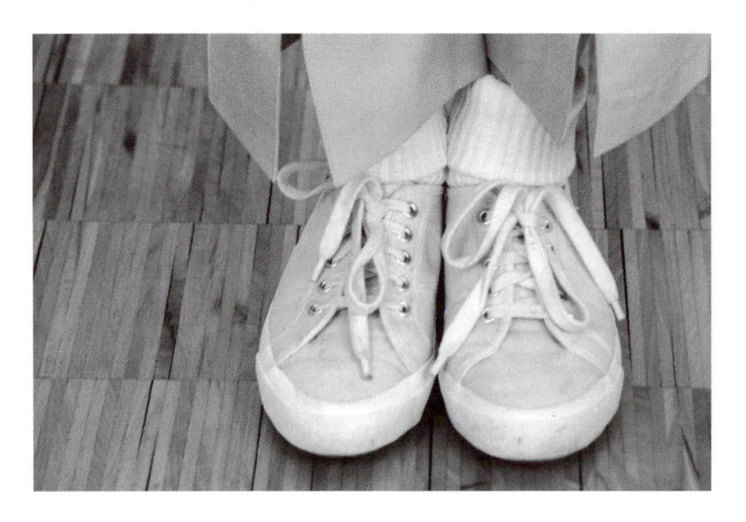

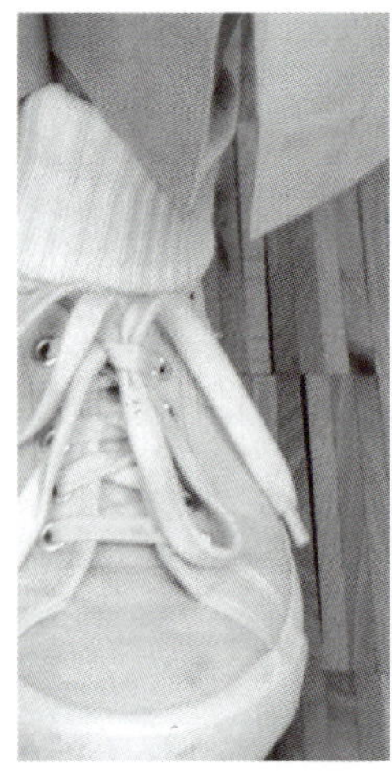

Hüftkreisen

- Der Bewohner stellt sich mit leicht gegrätschten Beinen bequem hin und stützt die Hände in den Hüften ab. Er kreist mit der Hüfte in beide Richtungen.

++ Der Bewohner hält sich fest und schließt bei dieser Übung die Augen.

+ Der Bewohner stellt sich bei dieser Übung mit offenen Augen so hin, dass sich seine Fußspitzen und seine Fersen berühren.

++ Der Bewohner schließt auch in dieser Position die Augen

++ Der Bewohner versucht, bei den oben beschriebenen Übungen in Form einer Acht zu kreisen.

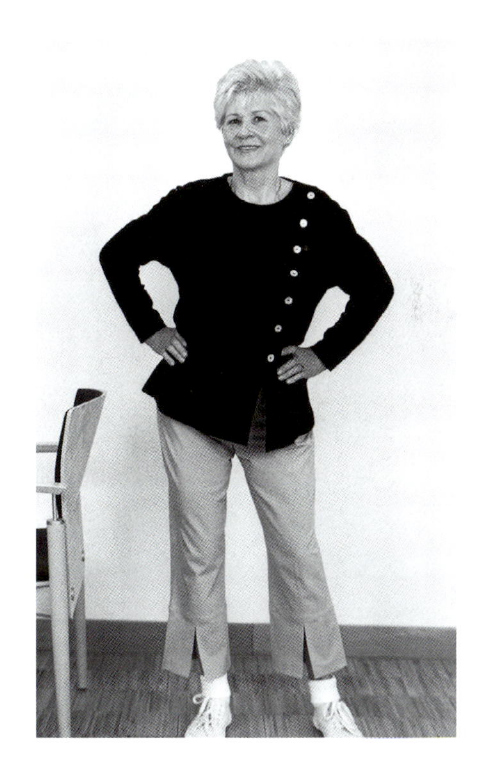

Über die Schulter schauen

- Der Bewohner stellt sich mit leicht gegrätschten Beinen bequem hin. Bei dieser Übung braucht man etwas Platz um sich herum. Bei allen Variationen der Übung können die Bewohner sich auch an der Stuhllehne sichern. Der Bewohner dreht sich in der Standposition nach hinten um. Die Füße bleiben dabei stehen, der Oberkörper dreht mit. Er dreht abwechselnd nach rechts und nach links.

+ Der Bewohner stellt sich bei dieser Übung mit offenen Augen so hin, dass sich seine Fußspitzen und seine Fersen berühren.

++ Der Bewohner schließt bei dieser Übung die Augen (nur mit Festhalten!).

+ Er lässt mit offenen Augen die Arme bei der Drehung locker mitschwingen.

+ Der Bewohner stellt sich bei dieser Übung mit offenen Augen so hin, dass sich seine Fußspitzen und seine Fersen berühren.

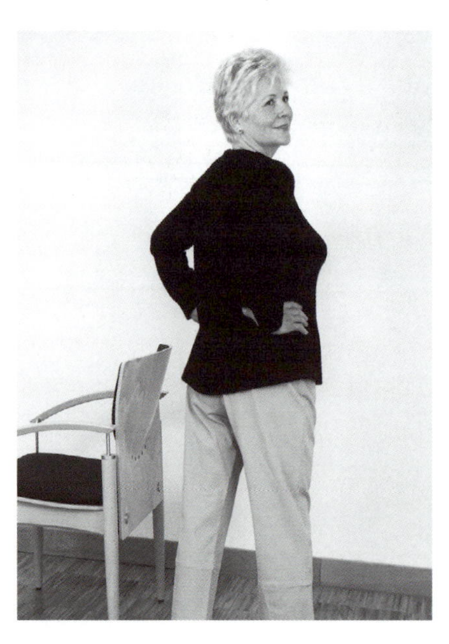

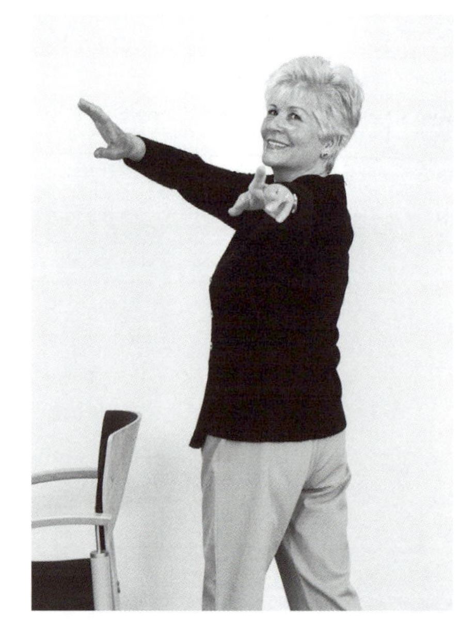

Schrittübungen

- Die Bewohner stehen im Kreis und fassen sich an den Händen. Sie setzen einen Fuß nach vorne und bleiben mit dem Gewicht darauf. Dann den Fuß wieder zurücksetzen. Danach den Schritt je nach Möglichkeit größer setzen. Das gleiche auch mit dem anderen Bein. Die Bewohner versuchen mit vorgesetztem Bein den Nachbarn loszulassen. Beim Zurücksetzen wieder anfassen.

  - Beim Vorsetzen auch das hintere Bein nachziehen und anstellen (Alle Bewohner stehen jetzt dicht zusammen im Kreis).

  - Aus dem dichten Kreis einen Schritt nach hinten setzen.

  - Die Bewohner setzen nach Aufforderung kleine, aber möglichst schnelle Schritte nach vorne, nach hinten oder zur Seite.

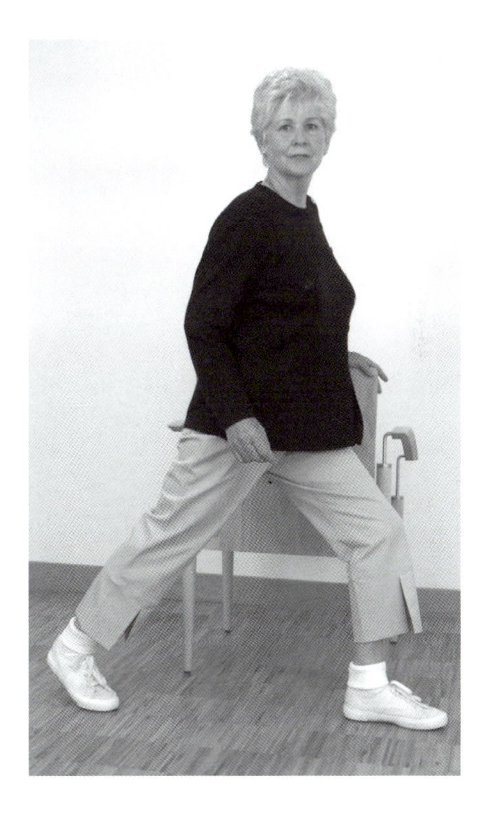

Gehvariationen

Suchen Sie eine Strecke, auf der die Bewohner wenigstens vier Schritte am Stück machen können. Achten Sie darauf, dass auf dieser Strecke keine Unebenheiten sind. Die Bewohner können z.B. entlang eines Handlaufs gehen oder entlang einer Stuhlreihe, an deren Rückenlehnen sie sich halten können.

- Vorwärts Gehen

  - ✢ Der Bewohner geht mit betont langsamen Schritten.
  - ✢ Der Bewohner geht mit besonders großen Schritten.
  - ✢ Der Bewohner bleibt nach zwei Schritten abrupt stehen, und geht dann weiter.
  - ✢ Der Bewohner bleibt bei jedem Schritt stehen.
  - ✢ Der Bewohner steigt beim Vorwärtsgehen über unsichtbare Hindernisse.
  - ✢✢ Der Bewohner schaut während des vorwärts Gehens abwechselnd über die rechte und die linke Schulter.
  - ✢✢ Der Bewohner bleibt nach zwei Schritten stehen, dreht sich einmal um die eigene Achse (in der Nähe des Übungsleiters), und geht dann weiter.
  - ✢✢ Der Bewohner schaut während des Gehens abwechselnd nach oben und nach unten.
  - ✢✢ Der Bewohner dreht sich während des Gehens einmal um die eigene Achse (nur in direkter Begleitung des Übungsleiters!).

- Seitwärts Gehen

  ✢ Der Bewohner geht mit kleinen Schritten seitwärts.
  ✢ Der Bewohner mit großen Schritten seitwärts.
  ✢ Der Bewohner geht betont langsam seitwärts.
  ✢ Der Bewohner steigt beim Seitwärtsgehen über unsichtbare Hindernisse.
  ✢ Der Bewohner geht im Kreuzschritt seitwärts (nur in direkter Begleitung des Übungsleiters!).

- Rückwärts Gehen

  ✢ Der Bewohner geht mit kleinen Schritten rückwärts.
  ✢✢ Der Bewohner steigt beim Rückwärtsgehen über unsichtbare Hindernisse (nur in direkter Begleitung des Übungsleiters!).

Hinweis:
Die Übungen im Gehen können auch auf einer oder mehreren weichen Gymnastikmatte durchgeführt werden. Dabei sollte der Übungsleiter aber jedem Bewohner direkt beaufsichtigen!

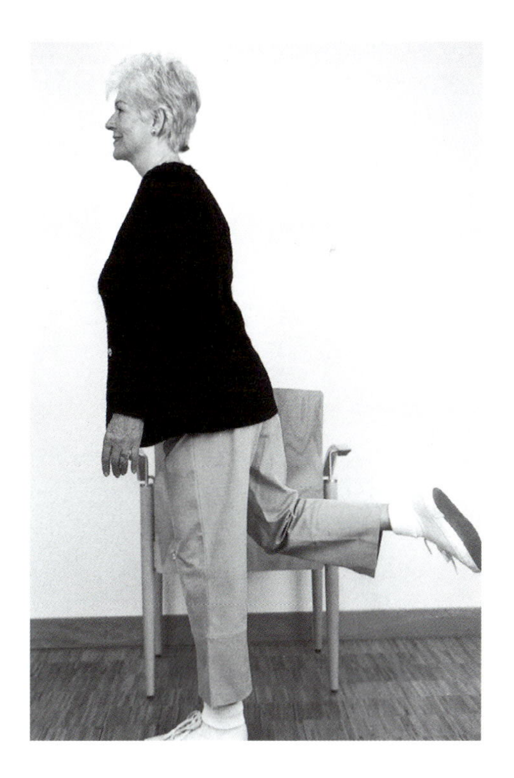

Übungen mit dem Luftballon

Sollten dem Bewohner die Übungen im Stehen zu schwer erscheinen, kann er zunächst im Sitzen üben. Sobald der Bewohner Sicherheit im Umgang mit dem Luftballon gewonnen hat, sollte er im Stehen üben. Auch diese Übungen können in der Gruppe im Kreis, jeweils hinter einem Stuhl stehend, geübt werden. Dabei steht ein zweiter Stuhl direkt hinter den Bewohnern.

- Der Bewohner wirft den Luftballon hoch und fängt ihn wieder. Der Bewohner steigert mit der Zeit die Höhe.
- Der Bewohner führt den Luftballon um den Körper herum.
- Der Bewohner balanciert den Luftballon auf der flachen Hand, dem Handrücken und auf einem Finger. Er wechselt dabei auch die Hand.
- Der Bewohner führt den Luftballon in großen Kreisen durch den Raum, während er ihn auf der flachen Hand, dem Handrücken oder auf einem Finger balanciert. Er wechselt auch die Hand.
- Der Bewohnter tippt den Luftballon mit den Fingern der rechten und der linken Hand nach oben.
- Der Bewohner spielt den Luftballon mit der flachen Hand, dem Handrücken, dem Ellenbogen und mit dem Kopf.

Übungen mit einem Handtuch

- Der Bewohner stellt sich mit hüftbreiten Füßen in die Nähe eines Stuhls oder hinter einen Stuhl. Der Bewohner schwingt das Handtuch seitlich vom Körper.

  - Der Bewohner übergibt das Handtuch während des Schwingens vor und hinter dem Körper, von der einen in die andere Hand.

  - Der Bewohner federt bei dieser Übung in den Knien.

  - Der Bewohner schaut bei dieser Übung immer auf das Handtuch.

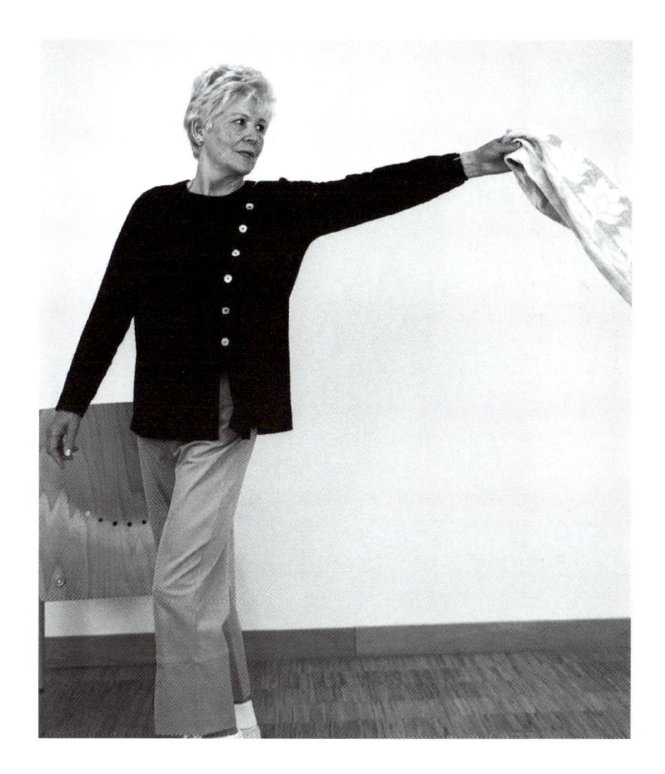

Übungen mit einem verknoteten Handtuch

- Der Bewohner stellt sich mit hüftbreiten Füßen in die Nähe eines Stuhls oder hinter einen Stuhl. Er verknotet das Handtuch zu einem »Ball«. Der Bewohner wirft das Handtuch von einer Hand in die andere.

  + Er richtet den Blick während des Werfens auf das Handtuch.

- Der Bewohner hebt ein Knie hoch und übergibt das Handtuch unter dem Knie, von einer Hand zur anderen.

Anmerkung:
Viele dieser Übungen können auch mit einem Bohnensäckchen oder einer zerknüllten Zeitung durchgeführt werden.

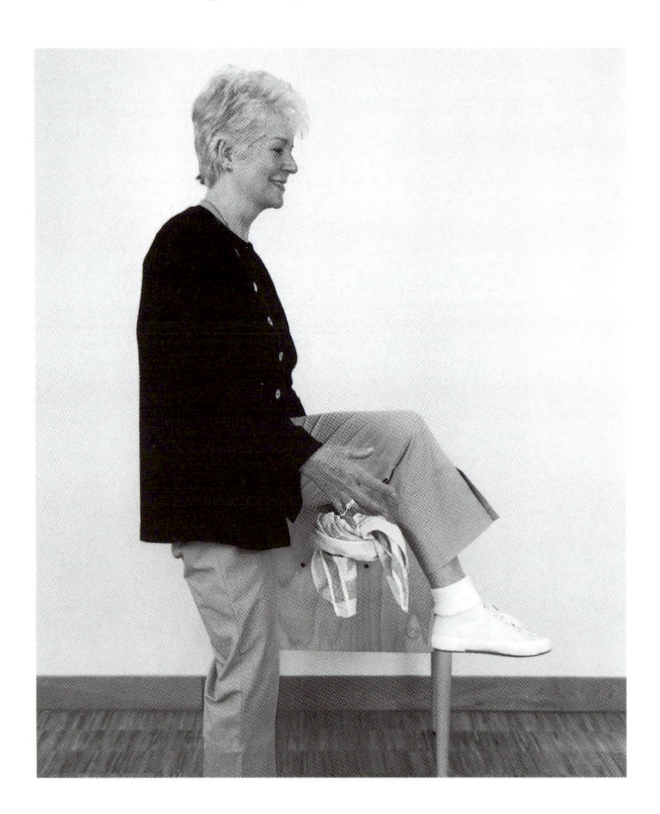

Übungen, Anleitungen und Tipps für das Krafttraining in der Gruppe

Basiswissen

Zwei Trainingseinheiten pro Woche sind ideal, um die Kraft zu verbessern. Dazwischen sollte zwei bis drei Tage pausiert werden. Stellen Sie eine Trainingseinheit so zusammen, dass die Bewohner abwechselnd die Arme und Beine trainieren. Von jeder Übung machen die Bewohner anfangs nur einmal zehn Wiederholungen (eine Wiederholung = einmal heben und senken). Wählen Sie zunächst ein Gewicht, das die Bewohner leicht bewältigen können und achten Sie auf eine korrekte Bewegungsausführung gemäß den Übungsbeschreibungen. Die Bewohner sollen die Bewegungen immer betont langsam ausführen, besonders das Absenken der Gewichte.

Wenn die Bewohner die Übungen sauber ausführen können, sollten Sie das Gewicht in kleinen Schritten steigern. **Erst, wenn die Gewichte so schwer sind, dass das Heben als anstrengend empfunden wird, wird sich die Kraft verbessern.** Sobald wie möglich sollten die Bewohner dann auch jede Übung in zwei Durchgängen (Serien) mit zehn Wiederholungen trainieren. Ausnahmen dazu werden in den Übungsbeschreibungen besprochen. Die Pause zwischen den Serien sollte etwa eine Minute lang sein. Da sich bereits nach einigen Trainingseinheiten die Kraft verbessern wird, müssen Sie immer wieder die Gewichtsbelastung an die Fähigkeiten der Bewohner anpassen.

Um einen Kraftgewinn zu erreichen, müssen die Gewichte immer so schwer sein, dass die Serie mit zehn Wiederholungen als anstrengend empfunden wird. Nur durch regelmäßiges Training werden die Bewohner die Leistungsfähigkeit ihrer Muskulatur verbessern.

Wenn sich die Leistungsfähigkeit der Muskulatur verbessert hat (nach etwa drei bis vier Monaten) und wenn die Bewohner noch regelmäßig zum Einkaufen oder Spazierengehen aus dem Haus gehen, können Sie die Anzahl der Trainingstage auf einmal pro Woche reduzieren. Die Bewohner werden so ihre Leistungsfähigkeit erhalten.

Hinweise zur Sicherheit

Vor Beginn des Krafttrainings sollte in jedem Fall mit dem Hausarzt der Bewohner geklärt werden, ob aus seiner Sicht bei den jeweiligen Bewohnern irgend etwas gegen ein Krafttraining spricht.

Die Bewohner sollen versuchen, die Übungen möglichst sauber auszuführen! Die Gewichte sollen nicht nach oben gehebelt werden. Es soll nicht mit Schwung gearbeitet werden und der Oberkörper soll immer aufrecht und gerade bleiben. Es ist wichtig, dass die Gewichte nach dem Heben immer langsam abgesenkt werden.

Versuchen Sie die Bewohner anzuleiten, während der Übungen ruhig weiter zu atmen und Pressatmung zu vermeiden! Das gelingt am besten, wenn die Bewohner die Wiederholungen (d.h. einmal Heben und Senken der Gewichte) laut mitzählen. Nach jeder Wiederholung soll sich die arbeitende Muskulatur in einer kurzen Pause von einigen Sekunden entspannen. Falls bei den Übungen Schmerzen auftreten, sollten die Bewohner diese Übung sofort abbrechen. Niemals gegen den Schmerz arbeiten. Falls die Bewohner am Tag nach dem Training einen leichten »Muskelkater« spüren, ist dies ein Zeichen dafür, dass ihre Muskulatur wächst.

Durchführung einer Gruppe

Stellen Sie für jeden Teilnehmer der Gruppe und für den Übungsleiter einen Stuhl in einem weiten Kreis auf. Auf diesem Stuhl sitzen die Bewohner bei der Begrüßung und während der Pausen. Von dieser »Kreisform« ausgehend können die meisten Übungsformen im Gleichgewichtstraining durchgeführt werden. Dabei können sich die Bewohner im Stand (vor ihrem Stuhl) an den Händen fassen. Die schwächsten Bewohner stehen direkt neben dem Übungsleiter. Nach dem Gleichgewichtstraining wird für das Krafttraining in der Mitte des Kreises ein weiterer Kreis mit der gleichen Anzahl an Stühlen aufgebaut, so dass jeder auf und direkt hinter einem Stuhl sitzt. Nach dem Aufstehen vom äußeren Stuhl dient der innere Stuhlkreis zum Festhalten und zur Ablage für die Hanteln.

Übungen

Hüftbeuger

Diese Übung kräftigt die Muskulatur, mit der das Bein Richtung Brust angezogen wird.

1 Die Bewohner stellen sich zwischen zwei der vorderen Stühle und halten sich an den Stuhllehnen fest. Die Gewichtsmanschetten sind oberhalb der Fußgelenke befestigt.

2 Ohne in der Hüfte (Taille) abzuknicken oder den Stuhl loszulassen, versuchen die Bewohner ein Knie soweit wie möglich in Richtung Brust zu bewegen.

(Falls ein Bewohner ein künstliches Hüftgelenk hat, darf der Oberschenkel maximal bis zur Waagerechten gehoben werden!)

3 Die Bewohner setzen das Bein langsam wieder ab und wiederholen die Übung abwechselnd mit beiden Beinen.

4 Die Bewohner ziehen beim Heben des Beines die Fußspitze nach oben.

Durchführung:
2 Serien mit je 10 Wiederholungen pro Bein wechselseitig (bis 20 zählen).

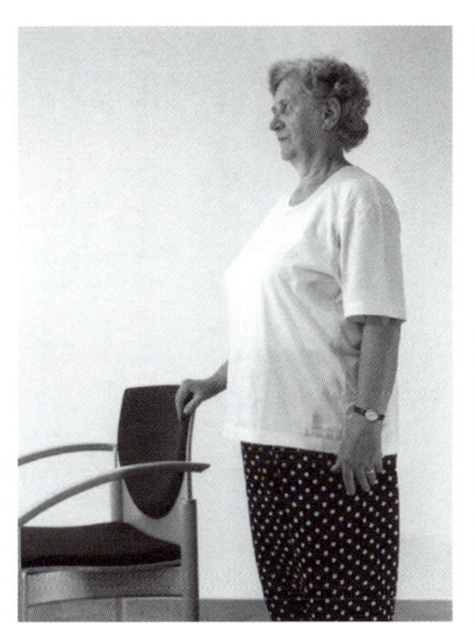

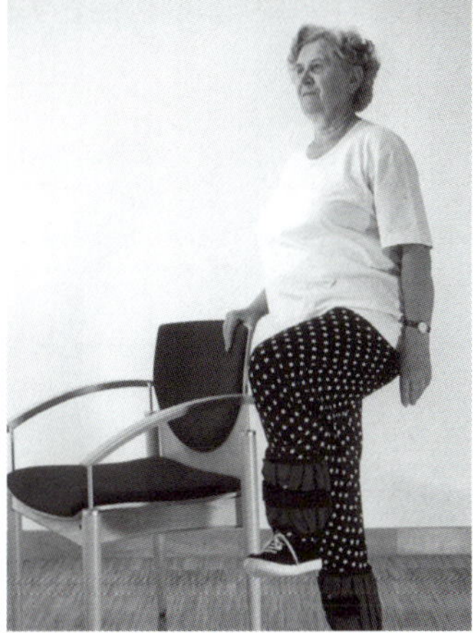

Bizeps

Diese Übung kräftigt die Oberarmmuskulatur, die den Arm im Ellbogen anbeugt.

1 Die Bewohner sitzen aufrecht. Sie halten die Hanteln an ihrer Seite (Handrücken zeigt nach außen).

2 Die Bewohner beugen einen Arm im Ellbogengelenk und führen die Hantel in Richtung Schulter. Die Bewohner sollen den Oberarm und die Schulter während der Bewegung ruhig halten. Bei der Bewegung dreht der Handrücken nach vorne (Handfläche zur Schulter).

3 Die Bewohner sollen versuchen, einen krummen Rücken zu vermeiden während sie die Hantel anheben.

4 Die Bewohner führen die Hantel wieder langsam in die Startposition zurück.

5 Wiederholung der Übung mit dem anderen Arm. Die Bewohner wechseln beide Arme ab oder führen die Übungen mit beiden Armen gleichzeitig durch.

6 Falls die Bewohner mit beiden Armen gleichzeitig üben, sollten sie einmal durchatmen und dann die nächste Wiederholung beginnen.

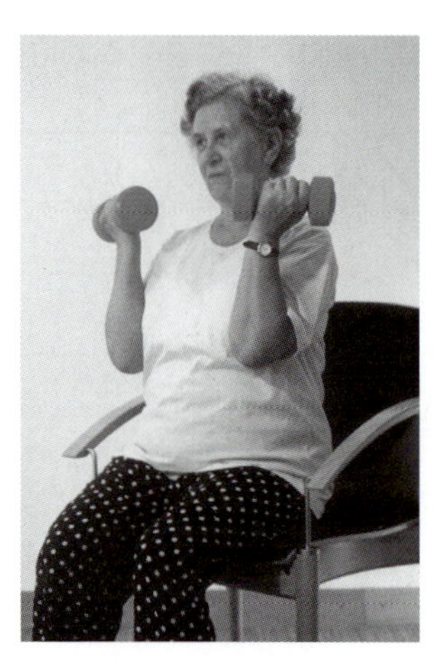

Durchführung:
2 Serien mit je 10 Wiederholungen pro Arm.

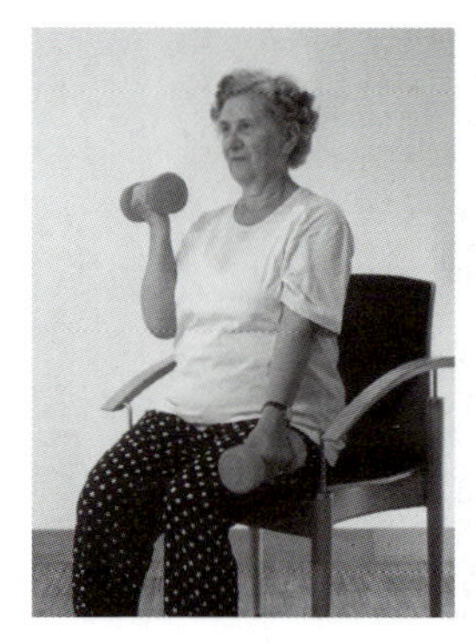

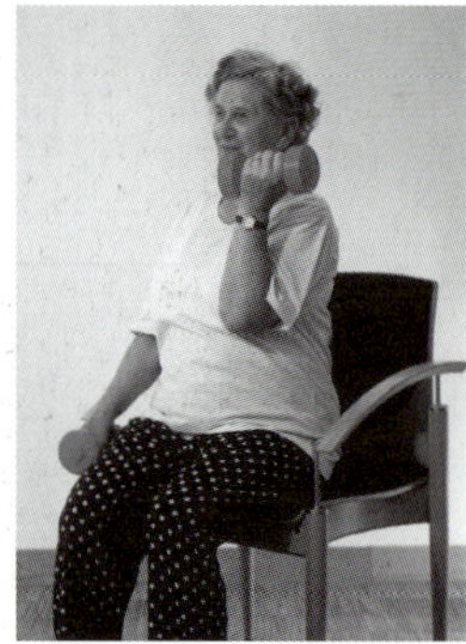

Hüftstrecker

Diese Übung kräftigt die Gesäß- und untere Rückenmuskulatur sowie die Oberschenkelrückseite.

1 Die Bewohner stellen sich zwischen zwei der vorderen Stühle und halten sich an den Stuhllehnen fest. Die Gewichtsmanschetten sind oberhalb der Fußgelenke befestigt. Die Bewohner gehen einen kleinen Schritt zurück und beugen nun ihren Oberkörper etwa um 45° nach vorne.

2 Die Bewohner sollen ein Bein so hoch wie möglich nach hinten strecken, ohne dabei das Knie anzubeugen oder den Oberkörper zu bewegen (kein Hohlkreuz). Die Fußspitze ist dabei angezogen.

3 Die Bewohner strecken die Fußspitze nun am höchsten Punkt einmal weg und ziehen sie dann wieder an.

4 Die Bewohner bringen das Bein wieder in die Ausgangsposition zurück und wiederholen die Übung mit dem anderen Bein.

Durchführung:
2 Serien mit je 10 Wiederholungen pro Bein wechselseitig (bis 20 zählen).

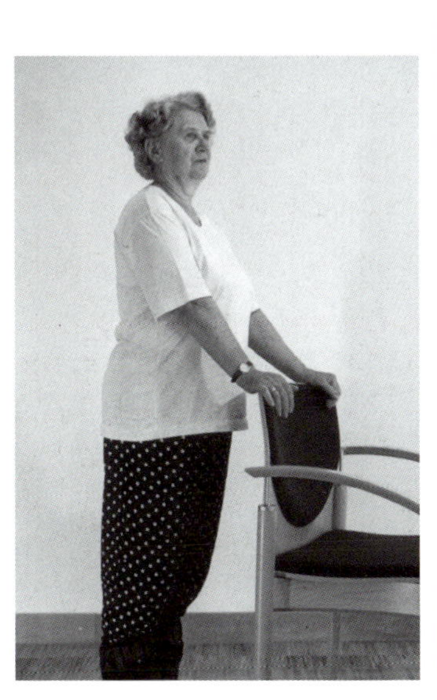

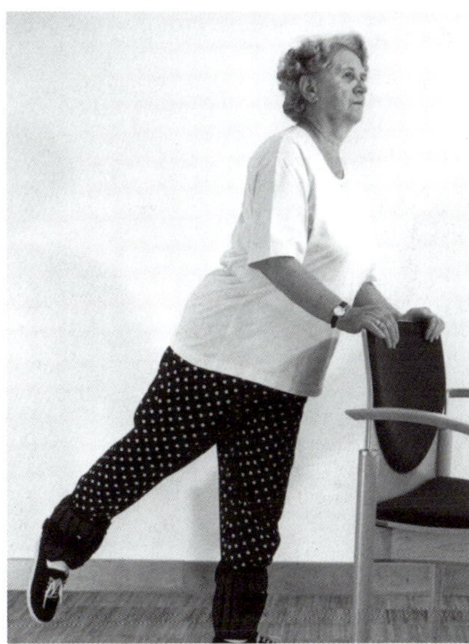

Schulterpresse

Diese Übung kräftigt die Schulter- und hintere Oberarmmuskulatur, die für die Überkopfarbeit wichtig ist.

1 Die Bewohner sitzen aufrecht auf einem Stuhl und halten die Hanteln auf Ihren Oberschenkeln. Die Handrücken zeigen dabei nach oben.

2 Die Bewohner führen die Hände mit den Hanteln langsam dicht an der Schulter vorbei bis sich die Hanteln direkt über dem Kopf leicht berühren.

3 Die Bewohner senken die Hanteln wieder auf dem gleichen Wege ab.

4 Einmal durchatmen und dann die nächste Wiederholung.

Durchführung:
2 Serien mit je 10 Wiederholungen mit beiden Armen gleichzeitig.

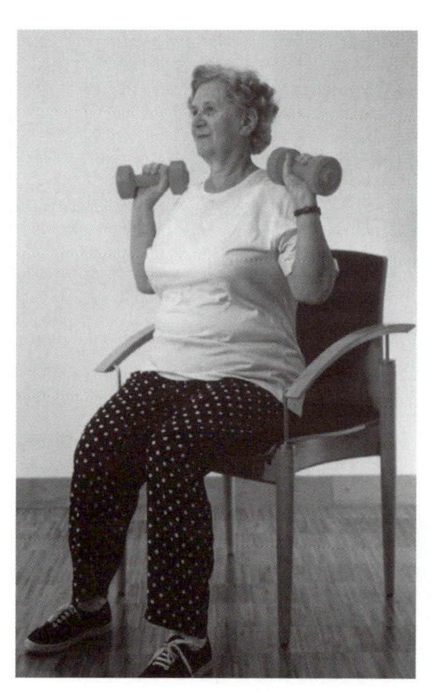

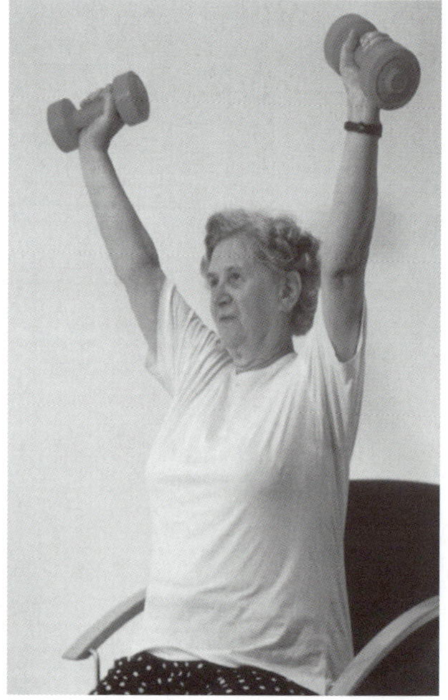

Hüftseitheber

Diese Übung kräftigt die seitliche Hüft- und Oberschenkelmuskulatur, welche zum Abspreizen der Beine dient und im Einbeinstand die Hüfte stabilisiert.

1 Die Bewohner stehen aufrecht hinter einem Stuhl und halten sich an der Stuhllehne fest. Die Gewichtsmanschetten sind oberhalb der Fußgelenke befestigt.

2 Die Bewohner bewegen ein Bein gestreckt zur Seite, ohne ihr Knie oder die Taille anzubeugen. Es wird darauf geachtet, dass die Zehen während der gesamten Bewegung nach vorne zeigen.

3 Die Bewohner bewegen ihr Bein in die Ausgangsposition zurück und wiederholen die Übung mit dem anderen Bein.

Durchführung:
2 Serien mit je 10 Wiederholungen pro Bein wechselseitig (bis 20 zählen).

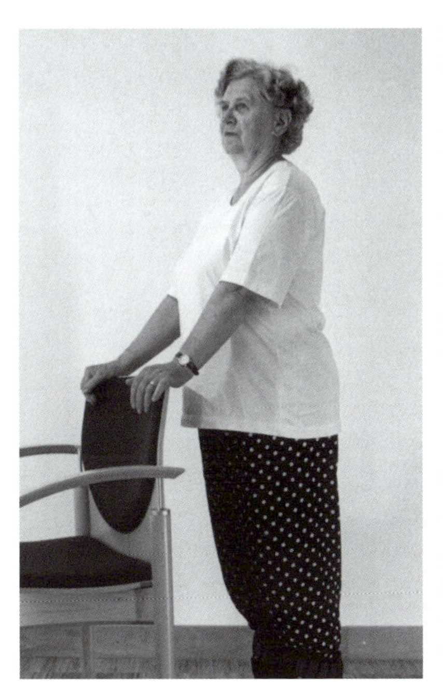

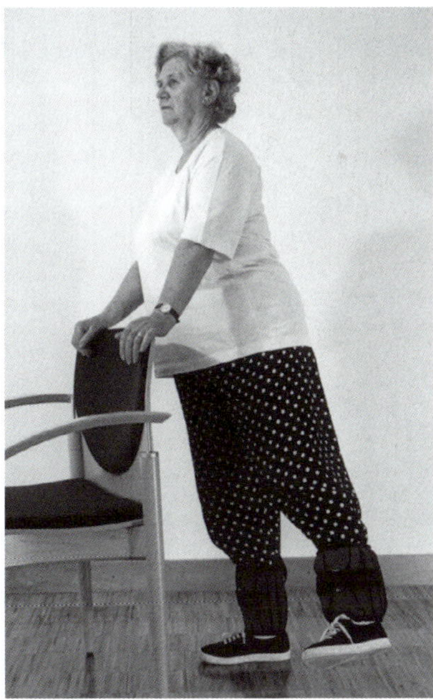

Schultern und oberer Rücken

Diese Übung kräftigt die Muskeln der Schulter und des oberen Rumpfes.

1 Die Bewohner setzen sich aufrecht auf einen Stuhl, so dass mindestens 10 cm Abstand zwischen ihrem Rücken und der Stuhllehne sind.

2 Sie sollen die Hanteln mit gebeugten Ellbogen einige Zentimeter vor ihrem Brustbein so halten, dass sich die Hanteln berühren.

3 Die Bewohner führen die Hanteln langsam nach seitlich außen und ziehen dabei die Schulterblätter am Rücken zusammen.

4 Dabei sollen sie sich nicht nach vorne oder hinten lehnen, sondern versuchen eine aufrechte Haltung beizubehalten. Die Schultern sollen möglichst nicht hoch gezogen werden.

5 Die Bewohner bringen die Hanteln zurück in die Ausgangsposition, direkt vor ihrem Brustbein.

6 Einmal durchatmen und dann die nächste Wiederholung.

Anmerkung:
Die Bewohner strecken am Ende der Bewegung ihre Arme nicht ganz durch; die Ellbogen sind stets leicht gebeugt.

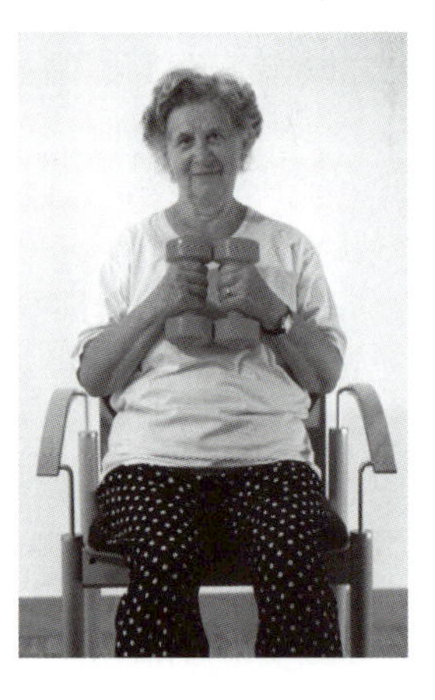

Durchführung:
2 Serien mit je 10 Wiederholungen mit beiden Armen gleichzeitig.

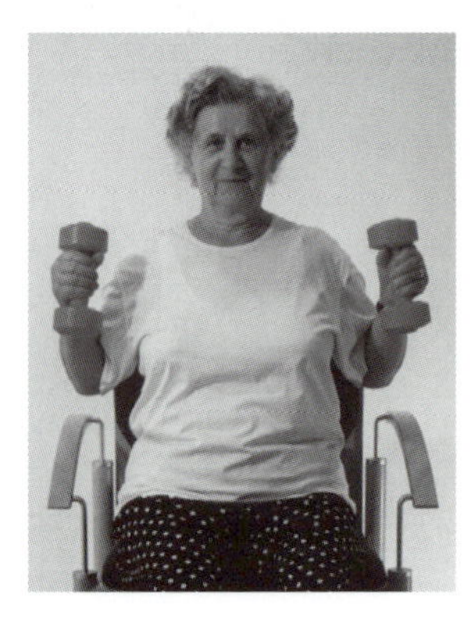

Kniebeugen

Diese Übung kräftigt die Muskulatur der Beine, die zum Aufstehen von einem Stuhl oder zum Treppensteigen benötigt wird.

1 Die Bewohner stellen sich hinter einen Stuhl und halten sich an der Lehne fest. Sie setzen ihre Füße weit auseinander. Die Fußspitzen zeigen leicht nach außen.

2 Die Bewohner sollen langsam die Knie beugen und das Gesäß nach hinten schieben, so als wollten sie sich hinsetzen. Sie schauen dabei nicht nach unten, sondern nach vorne. Achten Sei darauf, dass beim Absenken des Gesäßes die Knie nicht nach vorne geschoben werden!

3 Die Bewohner drücken sich dann langsam wieder hoch in die Ausgangsposition.

4 Einmal durchatmen und dann die nächste Wiederholung.

Anmerkung:
Sie brauchen bei dieser Übung keine Gewichtsmanschetten. Die Bewohner können die Übung erschweren, indem sie das Gesäß tiefer und/oder langsamer absenken und heben. Eingeatmet wird beim Absenken und beim Heben wird ausgeatmet.

Durchführung:
2 Serien mit je 10 Wiederholungen.

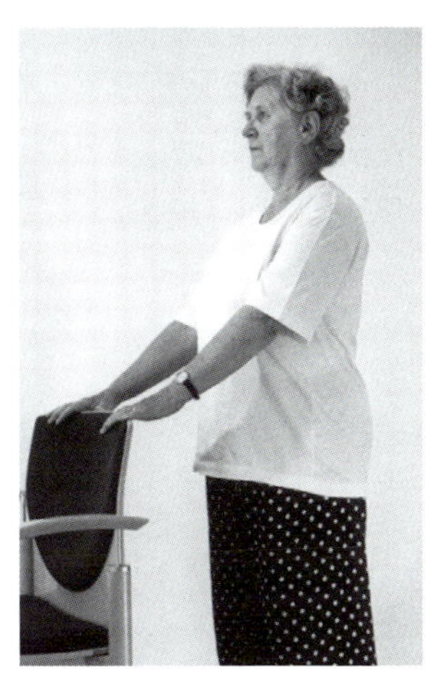

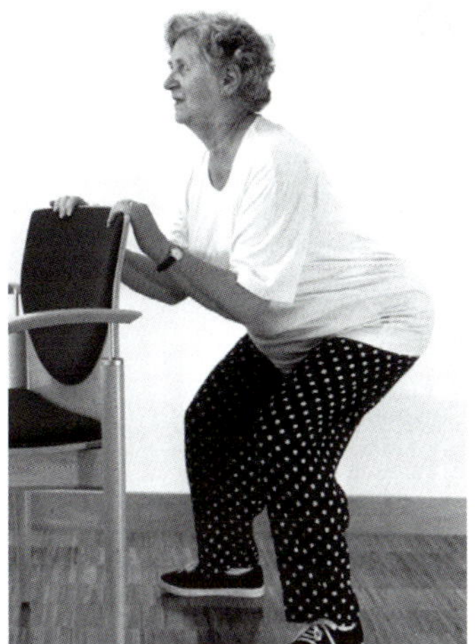

Seitliche Schulterheber

Diese Übung kräftigt die Schultermuskulatur, die die Arme zur Seite anhebt.

1 Die Bewohner setzen sich aufrecht auf einen Stuhl, ihre Arme hängen locker an ihrer Körperseite. Sie halten die Hanteln so, dass die Handflächen zum Körper zeigen.

2 Die Bewohner sollen langsam mit leicht gebeugten Ellbogen die Arme anheben, bis die Arme auf Schulterhöhe bzw. parallel zum Boden sind. Die Schultern sollen möglichst nicht hoch gezogen werden.

3 Falls die ganze Bewegung in einer oder beiden Schultern aufgrund von Schmerzen oder Steifigkeit nicht möglich ist, heben sie die Arme nur soweit an, dass keine Beschwerden auftreten.

4 Die Bewohner senken langsam ihre Arme wieder in die Ausgangsposition ab.

5 Einmal durchatmen und dann die nächste Wiederholung.

Ergänzung: Wenn es die Schultergelenke der Bewohner zulassen, können die Gewichte auch bis über den Kopf nach oben geführt werden.

Durchführung: 2 Serien mit je 10 Wiederholungen mit beiden Armen gleichzeitig.

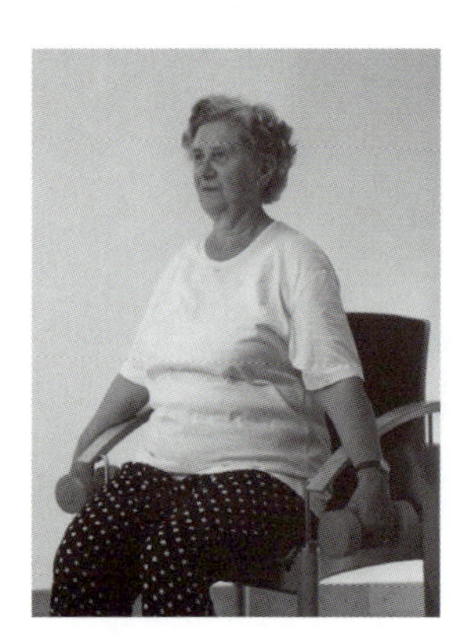

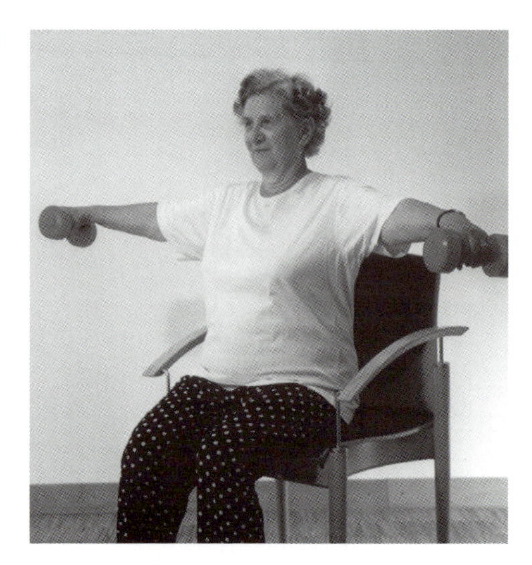

Wadenmuskulatur

Diese Übung stabilisiert das Fußgelenk und kräftigt die Wadenmuskulatur.

1 Die Bewohner stehen aufrecht hinter dem Stuhl und halten sich an einer Stuhllehne fest.

2 Sie sollen sich nun so weit wie möglich in den Zehenstand drücken, ohne dabei die Stuhllehne loszulassen.

3 Die Bewohner senken nun ihren Körper wieder langsam in die Ausgangsposition (bis die Füße fest auf dem Boden stehen).

4 Falls dies zu einfach ist, versuchen die Bewohner ihr Körpergewicht nur auf dem rechten oder linken Bein »hochzustemmen«.

Ergänzung: Die Bewohner können sich auch abwechselnd in den Zehenstand hochdrücken und die Fußspitzen heben.

Anmerkung: Bei dieser Übung können die Gewichtsmanschetten die Belastung kaum erhöhen. Die Bewohner steigern daher die Wiederholungszahl allmählich auf bis zu 20 Wiederholungen.

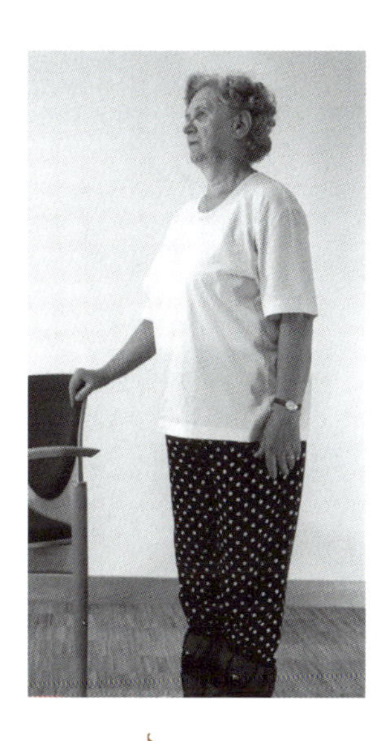

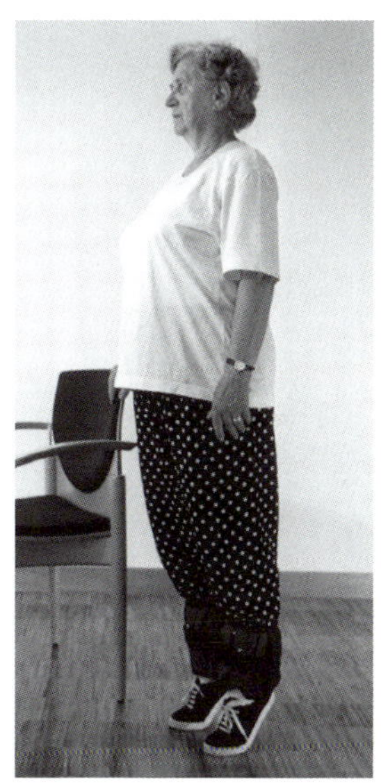

Durchführung: 2–3 Serien mit 10 bis 20 Wiederholungen beidbeinig oder 10 Wiederholungen einbeinig mit jedem Bein.

Armstrecker

Diese Übung kräftigt die hintere Oberarmmuskulatur, die den Arm im Ellbogen streckt.

1 Die Bewohner setzen sich aufrecht auf die vordere Hälfte eines Stuhles mit Armlehnen. Sie fassen die Armlehnen so, dass sich ihre Hände direkt neben dem Rumpf befinden.

2 Die Bewohner stellen ihre Füße nach vorne.

3 Die Bewohner sollen nun ihr Körpergewicht nach oben stemmen und dabei mehr die Arme als die Beine benutzen. Sie versuchen die Arme im Ellbogen soweit wie möglich zu strecken.

4 Die Bewohner lassen sich nun langsam wieder in den Stuhl absinken und versuchen die Bewegung mit den Armen abzubremsen.

5 Einmal durchatmen und dann die nächste Wiederholung.

Anmerkung:
Sie können diese Übung schwerer gestalten, indem die Bewohner die Füße weiter wegstellen. Falls möglich, heben die Bewohner beim Hochstemmen und Absenken des Körpers sogar einen oder beide Füße vom Boden weg.

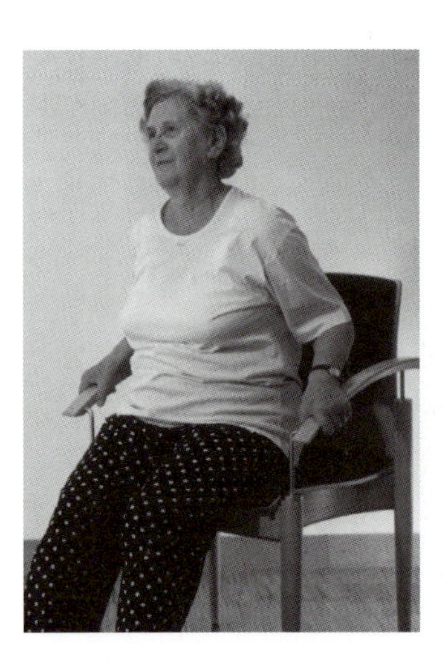

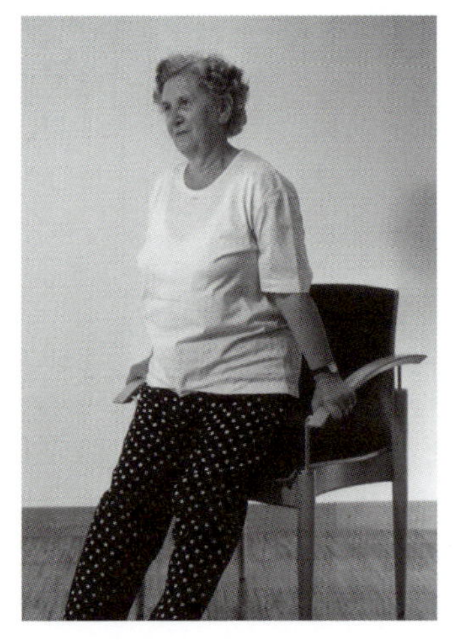

Durchführung:
2 Serien mit je 10 Wiederholungen.

Trainingstagebuch

Führen Sie für jeden Gruppenteilnehmer ein Trainingstagebuch. Notieren Sie das Gewicht der Manschette und der Hantel. Der Einfachheit halber arbeitet jeder Teilnehmer bei den Übungen mit Manschetten mit einem einheitlichen Gewicht und ebenso bei den Übungen mit Kurzhanteln mit einem einheitlichen Gewicht. Diese Gewichte unterscheiden sich aber individuell bei den verschiedenen Teilnehmern.

Beispiel:

NAME:	**Mustermann, Maria**				**Station: IV A**				
Datum	3.8.	6.8.	10.8.	13.8.	17.8.	20.8.	24.8.	27.8.	31.8.
Manschette	2 kg	2 kg	2 kg	2,5 kg	2,5 kg	2,5 kg	3 kg	3 kg	3 kg
Hantel	1,5 kg	1,5 kg	2 kg	2 kg	2 kg	2 kg	2 kg	2 kg	2 kg

Fallbeispiele

Fallbeispiel A

Frau A. ist 84 Jahre alt und wohnt seit gut 2 Jahren im Pflegeheim »der gute Hirte«. Sie nimmt an vielen Aktivitäten des Heimes teil und ist sehr beliebt. Besonders gern besucht sie die Lesestunde am Vormittag, in der von einer ehrenamtlichen Helferin aus der Tageszeitung vorgelesen wird. Frau A. war immer sehr am Weltgeschehen interessiert, kann jedoch seit einiger Zeit auch mit ihrer Brille nicht mehr selbst lesen. Hinzu kommt, dass Frau A. am Ende der Lesestunde nichts mehr vom Inhalt der Zeitung weiß. Frau A. läuft gerne im Haus umher, besonders an schönen Tagen, wenn die Gänge sonnendurchflutet sind, versucht aber immer in der Nähe einer Toilette zu bleiben, da sie meist »sehr schnell muss, wenn sie muss«. Frau A. ist sehr stolz darauf, dass sie im Heim noch nie gestürzt ist.

» Schätzen Sie das Sturzrisiko von Frau A. ein!

» Welche Maßnahmen könnten getroffen werden?

Fallbeispiel B

Herr B. lebt erst seit 7 Wochen im städtischem Pflegeheim »am Bauhof«. Er ist erst 76 Jahre alt, hat jedoch keine Angehörigen mehr. Er hat einem Schlaganfall mit Hemiplegie links und Hemianopsie und musste fünf Wochen in der Klinik bleiben. Dort besserten sich seine körperlichen Probleme soweit, dass er wieder selbständig mit Rollator laufen konnte. Seine in der Klinik aufgetretenen Probleme mit dem Schlafen, die mit Medikamenten behandelt wurden, blieben bestehen. Herr B. hat Mühe, sich im Heim zurechtzufinden. Er hat bislang nur wenige Mitbewohner gefunden, mit denen er gern spricht.

Er ist bereits dreimal gestürzt, da er Probleme mit dem Rollator hatte. Besonders schmerzhaft war ein Sturz aus dem Bett. Herr B. konnte sich nicht erklären, wie dies passieren konnte.

» Beurteilen Sie die Sturzgefährdung!

» Welche Maßnahmen sind zu diskutieren?

Fallbeispiel C

Frau C. ist 82 Jahre alt und wohnt seit 3 Jahren im Pflegeheim zur »heiligen Barbara«. Sie ist in einem gutem Allgemein- und Ernährungszustand, leidet aber an einer Demenz des Alzheimer Typs. Sie lässt sich meist gut in das Heimleben integrieren, ändert aber immer wieder plötzlich ihr Verhalten und verhält sich dann aggressiv gegenüber den Mitbewohnern und dem Pflegepersonal. Am ruhigsten ist sie, wenn sie alleine bzw. nur mit wenigen Personen zusammen ist. Die Pflegemitarbeiter sind gern bei Frau C., denn wenn Sie mit einer Pflegeperson alleine ist, sieht sie in dieser ihre Tochter und lässt sich bereitwillig helfen. Dies ist von großem Vorteil, denn aufgrund ihrer starken Urininkontinenz benötigt Frau C. eine Rundumversorgung.

Frau C. ist bereits öfter gestürzt und hat sich mehrmals Platzwunden und Schürfungen und einmal eine Fraktur des Unterarms zugezogen. Sie benötigt wenig Medikamente, bekommt jedoch immer wieder Haloperidol, wenn sie aggressiv reagiert.

» Beurteilen Sie die Sturzgefährdung!

» Welche Maßnahmen können ergriffen werden?

Fallbeispiel D

Frau D. ist 87 Jahre alt und lebt seit 3,5 Jahren im Pflegeheim St. Elisabeth in Sturmberg. Seit Anfang dieses Jahres wurde sie immer schwächer und kann jetzt nicht mehr alleine gehen und sitzt den ganzen Tag im Rollstuhl. Zur Grundpflege kann sie, wenn ihr beim Aufstehen geholfen wird, am Waschbecken stehen, indem sie sich mit ihren Händen daran festhält.

Frau D. ist im letzten Monat zweimal gestürzt. Beim ersten Sturz war Frau D. sehr unruhig und rutschte vorne aus dem Rollstuhl. Der zweite Sturz ereignete sich, als sie wiederum unruhig war und es mit der Hilfe einer verwirrten Mitbewohnerin schaffte, aus dem Rollstuhl aufzustehen. Glücklicherweise hat sich Frau D. trotz ihrer weit fortgeschrittenen Osteoporose nicht verletzt.

» Beurteilen Sie das Sturzrisiko!

» Welche Maßnahmen kommen in Frage?

Quellen und Literaturverzeichnis

Bei Fragen zu Quellen und Artikeln wenden Sie sich bitte an Dr. C. Becker, Robert-Bosch-Krankenhaus-Stuttgart, Klinik für Geriatrische Rehabilitation, Auerbachstr. 110, 70376 Stuttgart

Email: clemens.becker@rbk.de.

Beleuchtung in Krankenhäusern, Altenheimen und generationsübergreifenden Lebensräumen. Überblick zur VDI-Richtlinie 6008. Bezugsquelle: Waldmann Lichttechnik, M. Doser, Postfach 5062, 78057 Villingen-Schwenningen.

Literatur der Autoren

Jahresberichte (1 – 3) zum Ulmer Modellvorhaben »Verminderung von Stürzen und sturzbedingten Verletzungen bei Alten- und Pflegeheimbewohnern«
www.aktivinjedemalter.de, info@aktivinjedemalter.de.

C. Becker, B. Walter-Jung, E. Kapfer, B. Scheppach, Th. Nikolaus: Medizinische Behandlung im Pflegeheimen. Fortschritte der Medizin, 1999, pp: 43 – 47.

C. Becker, B. Gründler, T. Nikolaus: Hüftprotektoren – ein neuer Weg zur Verhütung von proximalen Femurfrakturen. Ger Praxis, 1998, pp: 51 – 54.

U. Lindemann, C. Becker: Krafttraining mit freien Gewichten. Geriatrie Journal, 2001, pp: 39 – 40.

U. Lindemann, Th. Nikolaus, C. Becker: Training von Balance und Kraft mit kognitiv eingeschränkten, älteren Menschen. Hausarzt Kolleg Neurologie Psychiatrie, 2002, (1), pp: 40 – 41.

G. Meyer, A. Warnke, E. Kapfer, C. Becker: Prêt-à-porter? – Hüftprotektoren beugen Hüftfrakturen vor. Geriatrie Journal, 2000, pp: 30 – 32.

Literatur zum Thema Hüftprotektion

G. Meyer, A. Warnke: Externe Hüftprotektion. Wirksame Prävention hüftgelenksnaher Frakturen: Ergebnisse einer randomisiert-kontrollierten Studie in Hamburger Alten- und Pflegeheimen. Die Schwester Der Pfleger, 2003, pp: 270 – 275.

G. Meyer, G. Schlömer, A. Warnke: Sturz- und Frakturprävention in der Altenhilfe. Evidenzbasierte pflegerische Versorgung im Pflegealltag. Kohlhammer GmbH, Stuttgart 2004.

MJ Parker, LD Gillespie, WJ Gillespie: Hip protectors for preventing hip fractures in the elderly (Cochrane Review). In: The Cochrane Library, Issue 4. Oxford: Update Software, 2004.

A. Warnke, G. Meyer, I. Mühlhauser: Für alle Fälle. Prävention von Hüftgelenksfrakturen durch externen Hüftschutz. Deutscher Ärzteverlag, Köln 2002.

Literatur zum Thema Bettalarmsysteme

S. Branitzki, P. Koczy: Heimbewohner vor Schaden bewahren. ReduFix – eine Studie zur Reduktion körpernaher Fixierungen. Pflegezeitschrift, 2005, pp: 310 – 313.

F.G. Miskell: Assistive technology in elderly care. Review. Age and Ageing, 2001, pp: 455 – 458.

R. Tideiksaar: Stürze und Sturzprävention. Verlag Hans Huber, Bern 2000.